rororo sport
Herausgegeben von Bernd Gottwald

Sabine Letuwnik

Bodytrainer

Bauch, Taille, Hüfte

Das 10-Minuten-Programm
für eine tolle Figur

Mit Fotos von Horst Lichte

Rowohlt

18. – 22. Tausend Mai 1994

Originalausgabe
Veröffentlicht im Rowohlt Taschenbuch Verlag GmbH,
Reinbek bei Hamburg, Juni 1993

Umschlaggestaltung Peter Wippermann/Jürgen Kaffer
(Foto: Eberhard Weckenmann)
Layout Angelika Weinert
Satz Sabon und Frutiger PostScript, PM 4.2
Belichtung bei Langosch Grafik + DTP, Hamburg
Gesamtherstellung Clausen & Bosse, Leck
Printed in Germany
1290-ISBN 3 499 19407 4

Inhalt

Vorwort

Durch zwei Schwangerschaften habe ich viele Menschen kennengelernt, die ebenso wie ich möglichst schnell und effektiv zu einer Figur gelangen wollten, die (wieder) den eigenen Ansprüchen genügt. Diese persönliche Erfahrung war der Ansporn zur Entwicklung und Durchführung eines speziellen Figurtrainings. Das Übungsprogramm wurde, auch aufgrund der schnell sichtbaren Erfolge, sowohl von Frauen als auch von Männern so positiv angenommen, daß ich mich vor Angeboten zur Durchführung von Kursen kaum retten konnte.

Da mir dafür aber die Zeit fehlt, habe ich mich entschlossen, meine Erfahrungen und speziellen Übungen auf diesem Wege weiterzugeben.

Viele privat und beruflich stark eingespannte Menschen, besonders auch Frauen mit Kindern, haben nur wenig Zeit. Sie wollen sich möglichst zu Hause ein individuelles Programm zusammenstellen können, das wenig Zeit kostet. Obwohl Sie nur zehn Minuten für eine bessere Figur täglich investieren müssen, sollten Sie diese Zeit fest in Ihren Tagesablauf einplanen. Wenn Sie nicht gern allein üben, dann tun Sie sich mit einer Freundin oder einem Freund zusammen. Halten Sie sich an die vorgesehenen Termine, sonst kommt Ihnen immer wieder etwas dazwischen.

Betrachten Sie die Durchführung des *Bodytrainer*-Programms als angenehme Freizeitgestaltung, gewinnen Sie eine positive innere Einstellung zu den Übungen.

Danken möchte ich der Firma Reebok für die Ausstattung unseres Fotomodells Elke Diefenbach aus dem Sport- und Freizeitstudio «Highlight» in Usingen, die die Übungen für Sie demonstriert.
Ebenso danke ich dem Sport- und Gesundheitsstudio «Müller's Company» in Schmitten, in dem die Fotos aufgenommen wurden.

Viel Spaß und Erfolg wünscht

Sabine Letuwnik

Einsteigen –
Das sollten Sie wissen

Unser Leben ist durch Bewegungsarmut oder oft sehr einseitigen Bewegungsabläufen – ob im Alltag oder im Beruf – gekennzeichnet. Nicht selten entwickeln sich dabei Fettpolster und eine Muskulatur ohne jede Grundspannung. Bei Frauen stellen Schwangerschaften fast immer ein einschneidendes, «figürliches Erlebnis» dar. Es fällt schwer, das Gewicht und die Figur wie vor der Schwangerschaft zu erreichen.
Ist man erst einmal mit seiner Figur unzufrieden, leidet auch das Selbstbewußtsein darunter. Viele übergewichtig gewordene Menschen zeigen sich nicht mehr im Schwimmbad oder am Strand, sportliche Betätigungen rücken in immer weitere Ferne, und schon geringe Anstrengungen lassen manch einen aus der Puste geraten und nach einer Pause verlangen.

Entscheiden Sie sich für eine bessere Fitness und mehr Gesundheit, für eine bessere Figur und für mehr Selbstbewußtsein.

Wenn Sie die *Bodytrainer*-Übungen in diesem Buch regelmäßig durchführen, werden Sie **dauerhaft** eine verbesserte Figur haben. Die Übungen sind wissenschaftlich fundiert und keine Modeerscheinungen, wie sie immer wieder neu aus den USA kommen.
Die *Bodytrainer*-Übungen sind **schonend und effektiv.** Im Gegensatz zu gehaltenen Übungen mit nur geringen Bewegungsabläufen werden die Bewegungen des *Bodytrainer*-Programms weiträumiger und dynamisch-kontrolliert durchgeführt. Das Prinzip meiner Übungen ist eine hohe Wiederholzahl bei geringen Widerständen (Intensitäten).

Dies hat mehrere Vorteile:
- Der Kalorienverbrauch ist bedeutend höher als bei gehaltenen Übungen.
- Das richtige Funktionieren Ihrer Gelenke wird langfristig sichergestellt, die Gelenke werden belastbarer.
- Während des Übens sollte der Atem nicht angehalten werden, jederzeit sollte ruhig und gleichmäßig geatmet werden. Dies ist bei gehaltenen Übungen oder bei Übungen mit nur geringem Bewegungsausschlag nicht immer möglich.

- Durch die Ausrichtung der Übungen auf die Zonen, die Sie ganz besonders formen wollen, lassen Sie unnötige Übungen weg, sparen Zeit und üben äußerst effektiv.

Wie Sie sehen können, hat das *Bodytrainer*-Programm handfeste Vorteile. Machen Sie mit, und lassen Sie sich durch Ihre Erfolge überzeugen!
Außer dem *Bodytrainer* für «Bauch, Taille, Hüfte» gibt es die *Bodytrainer* für «Brust und Arme» (Band 9408) und «Po und Beine» (Band 9409).
Wollen Sie noch mehr für Ihre Fitness und Gesundheit tun, bieten sich weitere Bücher aus der Reihe rororo sport an:
Fitness für Frauen (Band 8681), Fitness für Männer (Band 8687), Fitnessgymnastik (Band 8636), Ausdauergymnastik (Band 8693), Fit durch Muskeltraining (Band 8611), Aqua-Training (Band 8698), Fitnessernährung (Band 8648) und das Fitness-Kochbuch (Band 8694).

Tips für den Alltag

An dieser Stelle noch einige Tips für den Alltag: Ergänzen Sie Ihr *Bodytrainer*-Programm, indem Sie sich schon morgens beim Aufstehen rekeln und strecken.
Schon im Bett oder gleich nach dem Aufstehen vor dem Bett können Sie einige Male die Bauch-, seitliche Rumpf- und die Rückenmuskulatur anspannen.
Tagsüber sollten Sie sich sowohl im Stehen als auch im Sitzen mehrfach mit nach oben gestreckten Armen so lang wie nur irgend möglich machen. Tun Sie's, es fördert Ihr tagtägliches Wohlbefinden!

So funktioniert das Bodytrainer-Programm

Erfolge für die Formung von Bauch, Taille und Hüfte können Sie nur erzielen, wenn Sie täglich **10 bis 30 Minuten** üben. Ebenso wichtig wie die Häufigkeit der Übungen ist es, dauerhaft, d.h. über mehrere Wochen und Monate zu üben. Hier ist tatsächlich einmal keinmal.
Nach nur kurzer Zeit, meist nach nur ein oder zwei Übungssequenzen, fühlen Sie sich **wohler und straffer**, denn durch das *Bodytrainer*-Programm erhöht sich innerhalb kürzester Zeit der Spannungszustand der Muskulatur, der sogenannte Tonus. Dies führt spontan zu einem besseren Wohlbefinden.
Meßbare Zuwächse Ihrer **Fitness** können, abhängig von Ihrem konditionellen Zustand, schon nach einer Woche festgestellt werden. Erste positive, sicht- und meßbare Ergebnisse einer verbesserten Figur können Sie nach zwei bis sechs Wochen verzeichnen.
Sie müssen nur dranbleiben!
Voraussetzung dafür ist, daß Sie das Training ernst nehmen und sich auf die Übungen konzentrieren. Überwinden Sie sich auch mal dann, wenn's anstrengend wird, wenn Sie ins Schwitzen kommen. Tatsächlich: «Ohne Fleiß kein Preis».

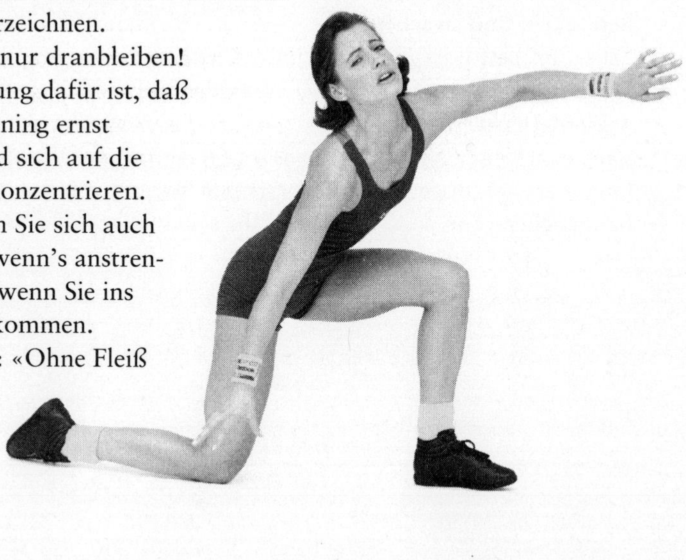

Effekte körperlichen Trainings
❑ verbessertes Allgemeinbefinden
❑ verbessertes Selbstwertgefühl
❑ verbessertes Körperbewußtsein
❑ geringere Depressionsneigung, verringerte Unruhe
❑ vermehrte Ausgeglichenheit
❑ erholsamer Schlaf
❑ verbessertes Sozialverhalten, vermehrte Kontakte
❑ verbesserte Konzentrationsfähigkeit
❑ verbesserte Stressbewältigung
❑ verminderter Konsum von Alkohol und Medikamenten
❑ bewußteres Ernährungsverhalten
❑ vermindertes Übergewicht, Fettabbau
❑ Schutz vor Herz-Kreislauf-Erkrankungen
❑ Senkung des Fettspiegels im Blut
❑ gestärkte Widerstandskraft gegenüber Krankheiten
❑ verbesserte Verdauungstätigkeit

Die *Bodytrainer*-Übungsprogramme sind auf bestimmte Zonen Ihres Körpers ausgerichtet, das Gewebe soll gestrafft werden. Ob an den Armen, der Brust, dem Bauch, dem Gesäß oder den Beinen – immer liegt Muskulatur unter dem Bereich, den Sie am liebsten verändern möchten. Wenn sie diese Muskulatur gezielt beüben, verlieren Sie Körperfett. Parallel dazu werden Ihre Muskeln fester (Tonuserhöhung). Nach einigen Übungssequenzen nimmt Ihre Muskulatur zu, das Fettgewebe weiter ab. Ihre Figur wird durch den höheren Anteil an Muskulatur und den geringeren Anteil an Körperfett ‹fester›. Viele Frauen haben Angst, zuviel Muskelmasse zu entwickeln. Hier kann ich Sie beruhigen. Um dieses zu erreichen, sind die meisten Frauen, vom Hormonhaushalt her gesehen, völlig ungeeignet. Es müßte ein spezielles Bodybuilding-Training durchgeführt werden, was mit dem *Bodytrainer*-Programm nichts gemeinsam hat.

Ein weiterer und nicht zu unterschätzender Effekt des *Bodytrainer*-Programms ist die Verbesserung Ihrer *Haltung* – und eine gute Haltung ist ein wesentlicher Bestandteil einer guten Figur.

Appetit und Bodytraining

Um Ihre Traumfigur zu erreichen, sollten Sie sich darüber im klaren sein, daß körperliche Übungen allein nicht genügen. Die Figur ist auch immer abhängig von der Vererbung, dem Körperbautyp, sie ist im wesentlichen durch die Nahrungsaufnahme und den Nährstoffverbrauch zu beeinflussen. Nehmen Sie mehr Kalorien zu sich, als Sie verbrauchen können, werden Sie unweigerlich zunehmen. Nehmen Sie also weniger zu sich, essen Sie gesünder, fettärmer, *und* führen Sie das *Bodytrainer*-Programm durch.

Fett wird abgebaut, indem Sie z.B. durch sportliche Übungen einen erhöhten Energieverbrauch haben, aber gleichzeitig der Energiebedarf aus der aufgenommenen Kalorienmenge nicht gedeckt werden kann. Daraufhin werden Fette aus dem Fettgewebe gelöst und zu Energie zerlegt, Sie verlieren an Körpergewicht. Um diesen Prozeß in Gang zu setzen, eignet sich das *Bodytrainer*-Programm ganz besonders. Darüber hinaus können Sie durch das *Bodytrainer*-Programm *gezielt* Einfluß auf Ihre Figur nehmen.

Übungen mit hohen Wiederholungszahlen und leichten bis mittleren Widerständen (Gewichten), wie sie im *Bodytrainer*-Programm angeboten werden, hemmen erfahrungsgemäß den Appetit. Legen Sie Ihre Übungen ein bis zwei Stunden vor die übliche Essenszeit. Sie werden über Ihren gezügelten Appetit staunen. Oder Sie lassen das Essen auch einmal ausfallen und legen das *Bodytrainer*-Programm auf den Zeitpunkt einer Mahlzeit, es lohnt sich!

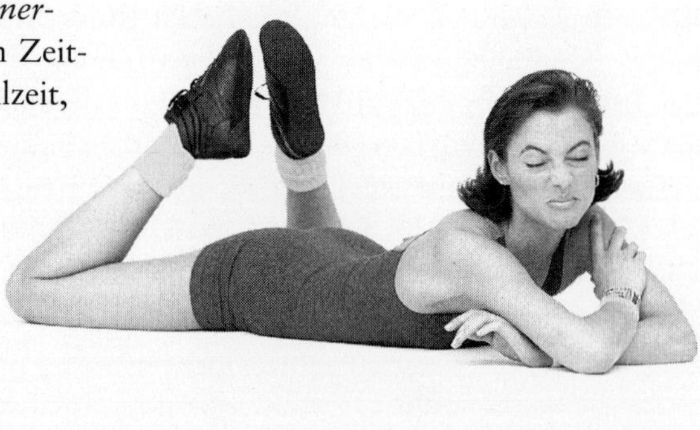

Bevor Sie beginnen

Wie alt sind Sie?
Wenn Sie maximal dreißig Jahre alt sind und sich als gesund und sportlich aktiv einstufen, dann können Sie sofort starten.
Wenn Sie über dreißig Jahre alt und gesund sind, sollten Sie es langsam angehen lassen; besonders dann, wenn Sie in den letzten Jahren keinen Sport getrieben haben. Beginnen Sie mit dem Programm der Stufe 1. Erst wenn Sie es problemlos schaffen, wählen Sie das Programm der Stufe 2.
Wenn Sie untrainiert und über vierzig Jahre alt sind, sollten Sie sich vor Aufnahme des Übungsprogramms bei Ihrem Hausarzt bezüglich Ihrer Gesundheit rückversichern.

Sind Sie gesund?
Wenn Sie an Krankheiten leiden, an akuten oder schon länger zurückliegenden Verletzungen oder wenn Sie organische oder orthopädische Schäden haben, dann sollten Sie unabhängig von Ihrem Alter vor Aufnahme der *Bodytrainer*-Übungen den Arzt befragen. Der Arzt kann Empfehlungen aussprechen, ob Sie z.B. einige Übungen bevorzugt einsetzen bzw. andere Übungen aus dem Programm streichen sollten.

Sind Sie Anfängerin oder schon Fortgeschrittene?
Als Anfängerin sollten Sie auf jeden Fall mit dem Programm der Stufe 1 beginnen. Wenn Sie es locker schaffen und ohne folgende Beschwerden (Muskelkater) überstehen, dann können Sie sich schon etwas mehr zumuten und zur Stufe 2 wechseln.

Sind Sie übergewichtig?

Wenn Sie (noch) übergewichtig sind, sollten Sie besonders darauf achten, daß Ihr Rücken während der Übungen angespannt ist. Anfangs sollten Sie Sprünge vermeiden, ganz besonders Sprünge auf einem Bein. Ihre Gelenke werden sonst in kurzer Zeit von den ungewohnten Bewegungen, aber auch durch Ihr hohes Gewicht bedingt, überlastet sein und zu schmerzen beginnen.

Messen Sie sich nicht mit den ganz schlanken Personen. Um einige Kilo zuviel an Gewicht zu bewegen, ist eine höhere Leistung vonnöten als bei einem sehr schlanken Menschen. Da Sie gewichtsbedingt mehr leisten müssen, kommen Sie leichter aus der Puste. Strengen Sie sich, ohne falschen Ehrgeiz, trotzdem kräftig an. Setzen Sie auf die Zeit, auf die sich zunehmend entwickelnde Fitness und die angestrebten Gewichtsverluste.

Die Übungssequenz: Warm-up – Bodytrainer – Cool-down

Eine sportliche Übungssequenz ist dreigeteilt. Das *Bodytrainer*-Programm beginnt immer mit den vorbereitenden Übungen (Warm-up). Daran schließt sich das eigentliche *Bodytrainer*-Programm an, das in den Ausklang übergeht, man nennt das auch Cool-down.

Das **Warm-up** dient der Einstimmung auf die künftige Belastung. Der Organismus wird ‹eingepegelt›. Steigern Sie nur langsam die Belastungen, fordern Sie sich am Anfang einer Übungseinheit nicht zu stark, denn um so schneller wird die Ermüdung oder gar Erschöpfung eintreten.
Betrachten Sie die vorbereitenden Übungen nicht als notwendiges Übel, sondern gestalten Sie sie abwechslungsreich und motivierend. Je besser Ihr Fitnessgrad ist, desto längere Zeit sollten Sie zum Aufwärmen verwenden.
Morgens ist eine etwas längere Aufwärmzeit vonnöten als abends; bei warmer Umgebungstemperatur ist das Aufwärmen gegenüber kalten Temperaturen kürzer.

Dann kommen die **Bodytrainer**-Übungen, die den Bauch-, Taillen- und Hüftbereich besonders ansprechen. Da Sie nach dem Warm-up schon gut vorbereitet sind, sollten Sie nun auch vor anstrengenden Belastungen nicht zurückschrecken. Die alte Weisheit «ohne Fleiß kein Preis» hat beim sportlichen Üben ihre besondere Gültigkeit.

Das **Cool-down** soll dann den Stoffwechsel beruhigen. Der physisch und psychisch auf Leistung eingepegelte Organismus wird langsam wieder in den Ruhezustand zurückgeführt. Verlangen Sie jetzt dem

Körper keine hohen Leistungen mehr ab. Das Cool-down sorgt für Ihre bessere Erholung und steigert die Lust auf das nächste Mal.
Beenden Sie das *Bodytrainer*-Programm zu einem Zeitpunkt, zu dem Sie noch nicht ‹völlig geschafft› sind. Schlimmstenfalls verlieren Sie die Lust auf das nächste Mal, da das letzte Mal so anstrengend erschien... und das kann nicht in Ihrem Interesse liegen!

Soviel Zeit müssen Sie sich nehmen

Die Frage nach dem Zeitaufwand wird immer wieder gestellt, es gibt aber keine allgemeingültige Antwort, sie kann nur individuell gegeben werden. In der Praxis hat es sich gezeigt, daß bei täglichem Üben ca. 10 Minuten reine Übungszeit (*Bodytrainer*-Teil) genügen, um die Übungsziele zu verwirklichen.
Wenn Sie jedoch nur dreimal in der Woche üben, sollte die Übungszeit auf jeweils ca. 20 bis 30 Minuten ausgedehnt werden.
Als Anfänger(in) muß man noch häufig Übungen nachschlagen und benötigt noch deutlich längere Pausen. Als Fortgeschrittene(r) sind Ihnen die Übungen zunehmend bekannt. Durch Ihre verbesserte Fitness benötigen Sie nicht mehr so lange Pausen; die Übungsdauer kann sich dadurch verkürzen.
Wichtig ist es, daß Sie zum Üben eine positive innere Einstellung finden. Das *Bodytrainer*-Programm ist Freizeit – und davon kann man nie genug bekommen.

So können Sie Ihre Erfolge überprüfen

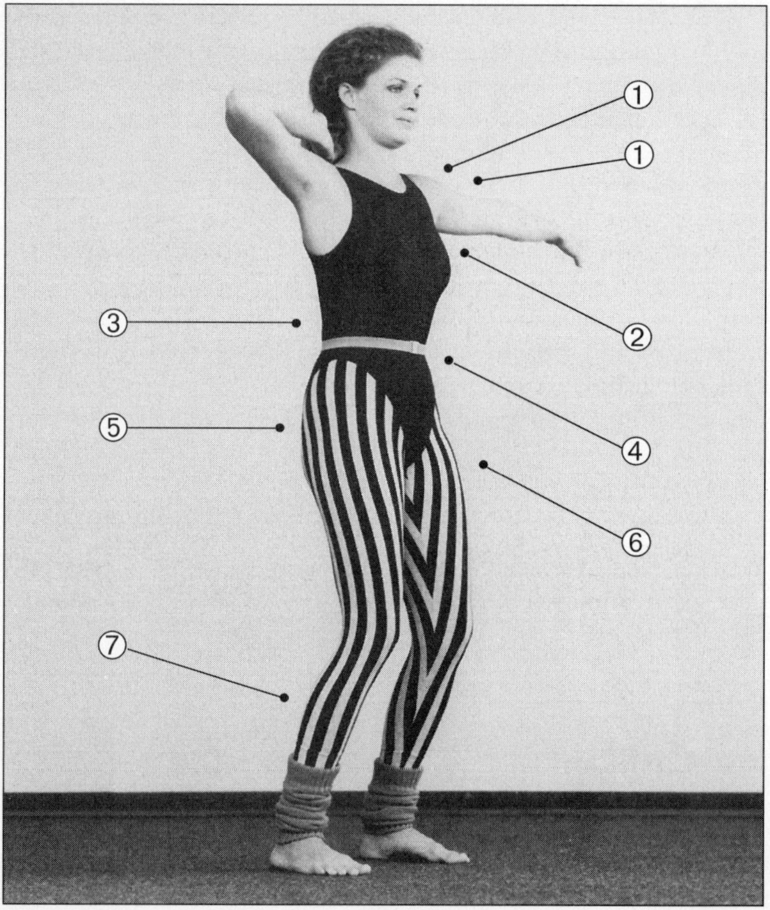

Kontrollieren Sie konsequent vor Beginn einer *Bodytrainer*-Übungsstunde Ihr Gewicht. Es kann als Ansporn, aber auch als Mahnung wirken. Messungen der Körperumfänge dienen der Erfolgskontrolle und sollten möglichst immer von derselben Person (Sie selbst, Freundin/Freund) durchgeführt werden. Führen Sie die Messungen in festen Zeitabständen, z.B. einmal je Woche, durch.
Protokollieren Sie sorgfältig Ihr Körpergewicht und die Ergebnisse der Körperumfangsmessungen.
Auf dem Foto links sind neben den Taillen-, Bauch- und Hüftmeßpunkten noch weitere eingezeichnet. Da das *Bodytrainer*-Programm «Bauch, Taille, Hüfte» durchaus positive Auswirkungen auf die gesamte Figur hat, ist es zu empfehlen, die Umfangsmaße an den anderen Meßpunkten mitzuerfassen.

	Meßpunkte
① **Oberarm**	Ansatz des Deltamuskels (alternativ des Bizeps) bei nach vorne angehobenem Arm
② **Brustumfang**	In Höhe der Brustwarze. Es ist darauf zu achten, daß das Maßband korrekt um den Körper gelegt wird.
③ **Taille**	**Am unteren Rippenbogen**
④ **Bauchnabel**	**Drei Zentimeter unterhalb des Bauchnabels wird der Bauchumfang gemessen.**
⑤ **Hüfte (inkl. Gesäß)**	**Am Punkt des größten Umfangs**
⑥ **Oberschenkel**	Fünf Zentimeter unterhalb des Schambeins. Es ist darauf zu achten, daß das Maßband korrekt um das Bein gelegt wird.
⑦ **Wade**	Am Punkt des größten Umfangs

So sollten Sie sich kleiden

Bei der Fitnesskleidung ist darauf zu achten, daß Naturfasern (Baumwolle) oder speziell entwickelte Fasern (Taktel, Goretex) besser zu tragen sind als Kleidungsstücke mit ungeeigneten Kunstfasern. Diese bilden kalten Schweiß auf der Haut und entwickeln einen unangenehmen (Schweiß-)Geruch. Tragen Sie lieber mehrere leichte Kleidungsstücke als nur ein schwereres. Elastische und weite Kleidung ist angenehmer zu tragen als zu enge Kleidung, die am Körper klebt.
Gymnastiklatschen oder Joggingschuhe sind zum Üben zu Hause nur wenig geeignet. Die Gymnastikschuhe geben keinen festen Halt und verfügen über kein Fußbett. Joggingschuhe besitzen meist eine sehr breite Laufsohle; wenn Sie mit diesen Schuhen umknicken, sind die Folgen für Ihr Sprunggelenk meist schwerwiegend. Für die Gymnastik sollten Sie normale Sportschuhe mit flachen Sohlen benutzen, im Fachhandel gibt es auch Schuhe z.B. für Aerobic, die gut geeignet sind.

Trainieren –
Das können Sie tun

Regeln, die Sie immer einhalten sollten

- Vermeiden Sie **Preßatmung**! Besonders Anfängerinnen neigen dazu, immer dann, wenn es anstrengt, die Luft anzuhalten. Atmen Sie ruhig und gleichmäßig. Atmen Sie aus, wenn Sie die Muskulatur anspannen und einen Widerstand überwinden.
  Ein Tip: Wenn es mit der richtigen Atmung nicht klappen sollte, zählen Sie leise jede Wiederholung mit, dadurch sind Sie gezwungen, auch während der Übung immer zu atmen!
- Ebenso wichtig wie die Atmung sind die **richtige Körperhaltung** und die **korrekte Technik**. Lesen Sie die Übungsbeschreibungen sorgfältig durch. Vergleichen Sie die Beschreibungen mit den Fotos. Beginnen Sie erst dann mit der Übung.
- **Konzentrieren** Sie sich. Gerade Warm-up, gymnastische Elemente oder das Stretching werden häufig ‹so nebenbei› erledigt. Unkonzentriertheit, Ermüdung und Überforderung sind häufige Ursachen von Verletzungen, z.B. dem Umknicken im Fußgelenk.
- Ebenso konzentriert wie das Warm-up sollten Sie auch das **Cooldown** betreiben. Es entspannt, lockert die Muskulatur und bringt Ihren Kreislauf wieder runter. Nun haben Sie viel mehr Lust auf das nächste Mal, denn wenn Sie das Bodytraining völlig erschöpft beenden, dann könnte es sein, daß Sie sagen: «Nie wieder», und das ist nicht in Ihrem Interesse!

Warm-up

Bevor Sie in den Hauptteil der speziellen Gymnastik einsteigen, sollten Sie immer die folgenden Übungen der allgemeinen und der speziellen Vorbereitung durchführen.
Das Herz-Kreislauf-System wird ebenso wie die Muskulatur, die Sehnen, Bänder und Kapseln auf die künftige Belastung vorbereitet. Ihre Bewegungen werden geschmeidiger und sie fallen Ihnen zunehmend leichter.
Zum Aufwärmen können Sie auch flotte Musik als Rhythmusgeber einsetzen, während des Hauptteils sollten Sie sich aber auf die Übungen konzentrieren und die Musik weglassen.

Laufen Sie locker auf der Stelle. Nehmen Sie Ihre Arme mit und federn Sie bewußt in den Knie- und Fußgelenken.

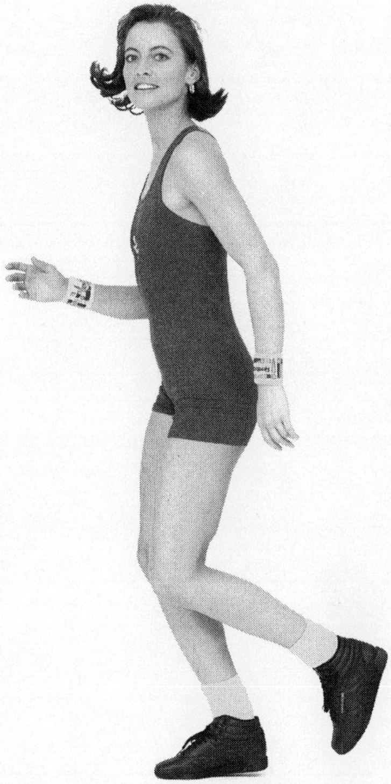

Belastungsdauer

1 bis 3 Minuten

Laufen Sie locker auf der Stelle. Nehmen Sie Ihre Arme mit und heben Sie während des Laufens bewußt Ihre Knie an.

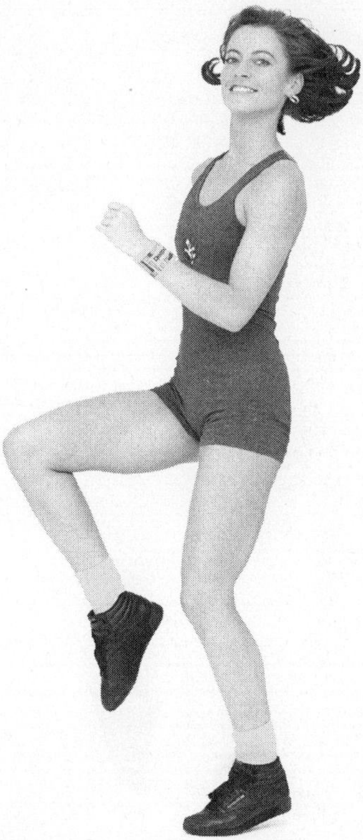

Belastungsdauer

1 bis 2 Minuten

Springen Sie mit geschlossenen Beinen auf der Stelle und verwringen Sie den Ober- und den Unterkörper gegeneinander. Nehmen Sie dabei bewußt Ihre Arme zu Hilfe.

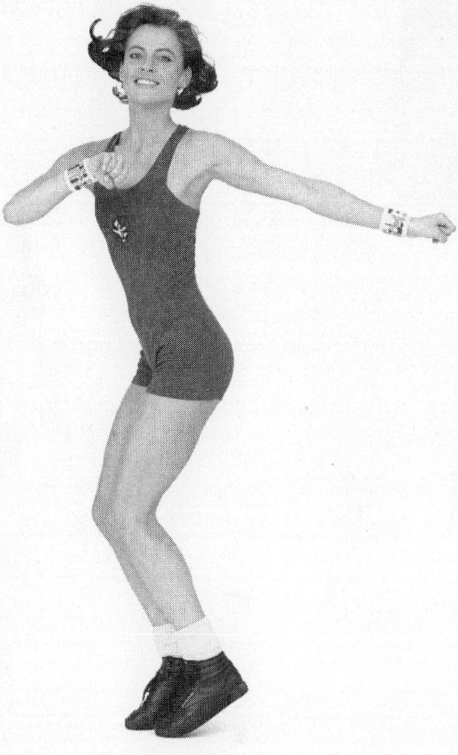

Belastungsdauer

1 bis 2 Minuten

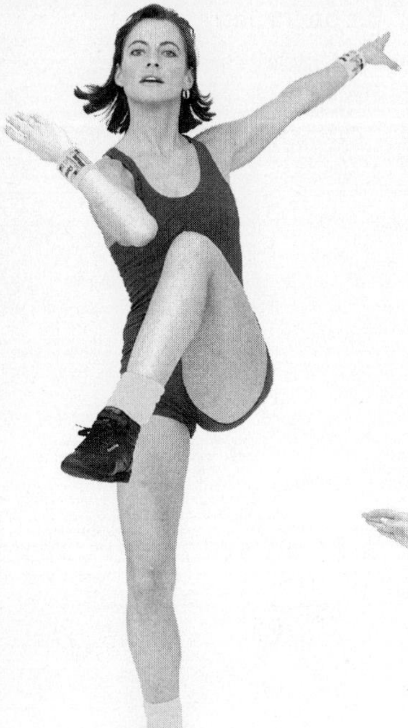

Berühren Sie aus dem Lauf auf der Stelle mit dem rechten Knie den linken Ellenbogen und umgekehrt. Wenn Sie noch nicht so fit sind, flechten Sie einige Zwischenschritte ein.

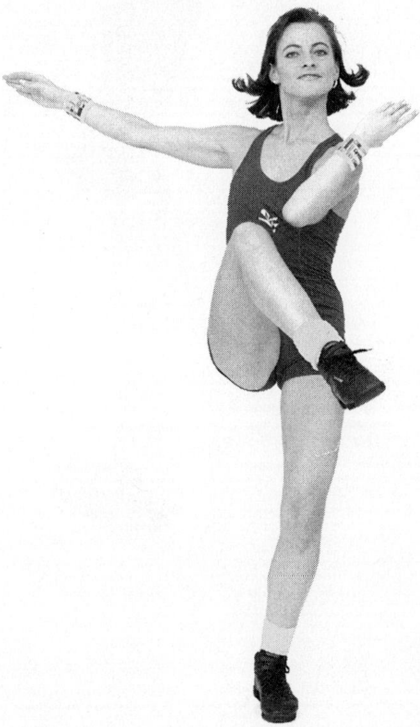

Belastungsdauer

30 sec bis 1 Minute

Strecken Sie die Arme nach oben. Beugen und strecken Sie die Arme aus dem Stand und führen Sie sie wechselweise zum linken und rechten hochgezogenen Knie.

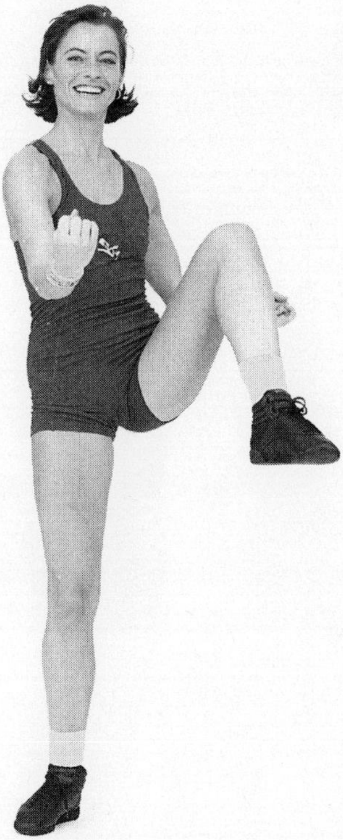

Belastungsdauer

30 sec bis 1 Minute

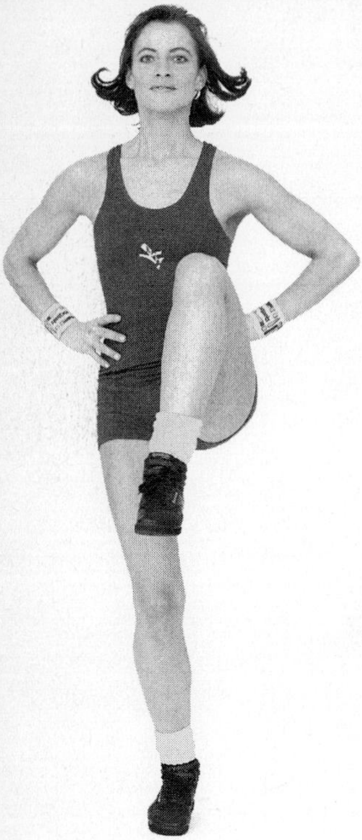

Springen Sie auf der Stelle und führen dabei Ihr linkes Knie an die linke Brust. Beim nächsten Schritt führen Sie das Knie seitlich-außen nach oben. Beinwechsel.

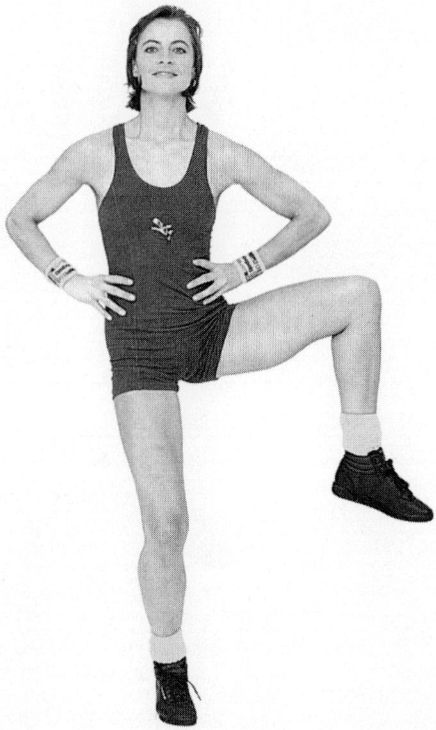

Belastungsdauer

30 sec bis 1 Minute

Hampelmann. Öffnen und schließen Sie die Arme und Beine während des Hüpfens.

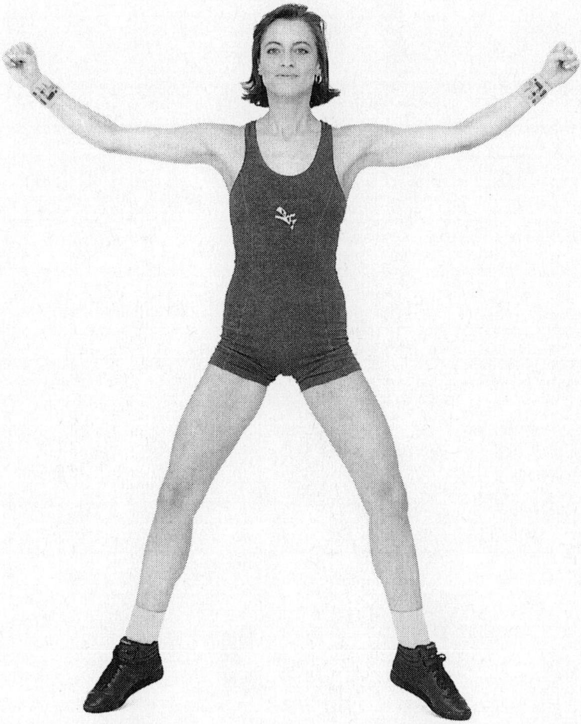

Belastungsdauer

30 sec bis 1 Minute

Halten Sie mit beiden Händen einen Besenstiel im Nacken. Sie drehen Ihren Oberkörper langsam und gleichmäßig nach links und nach rechts. Bewegen Sie sich niemals ruckartig.

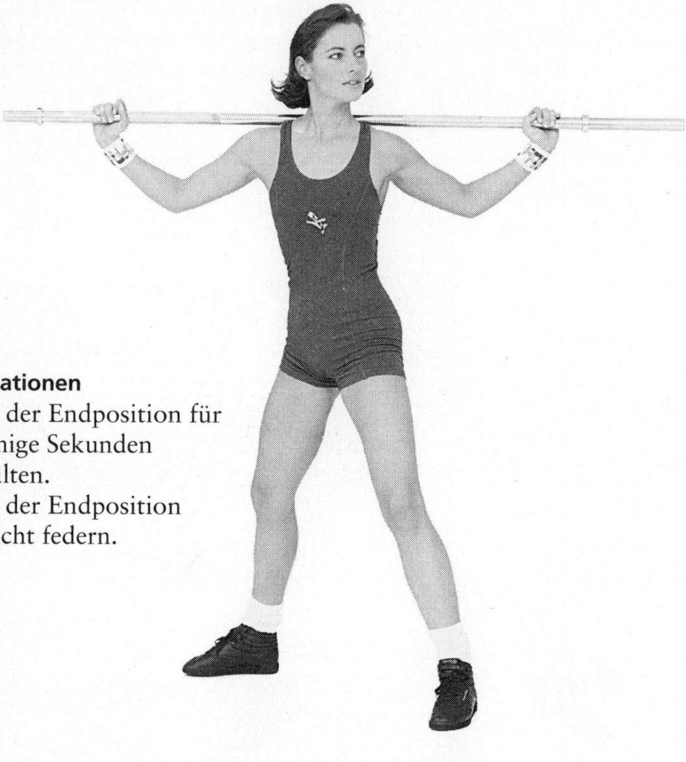

Variationen

- In der Endposition für einige Sekunden halten.
- In der Endposition leicht federn.

Belastungsdauer

30 sec bis 1 Minute

Gehen Sie im Wechsel mit dem rechten Ellenbogen an das linke Knie und umgekehrt.

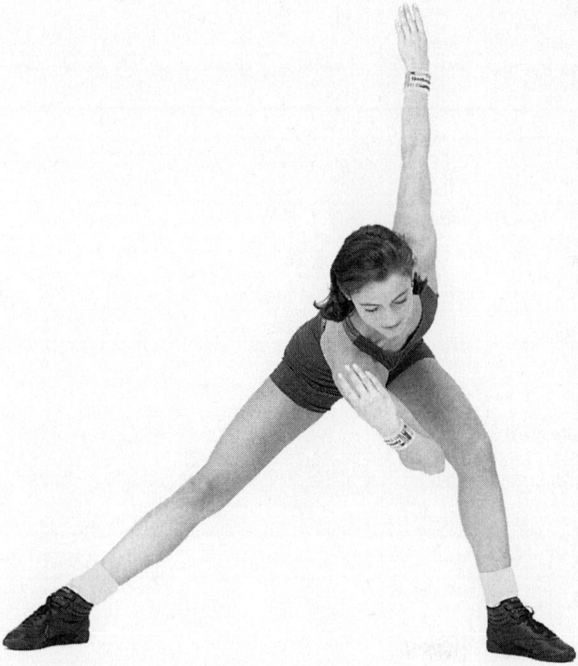

Belastungsdauer

30 sec bis 1 Minute

Der Bodytrainer für Bauch, Taille, Hüfte

Lesen Sie zuerst die Übungsbeschreibungen intensiv durch, schauen Sie die Bilder an, und üben Sie erst dann aktiv.
Zu jeder Übung finden Sie unten auf der Seite die Angaben zu den Belastungen. Sind Sie Anfänger, sollten Sie sich an der Stufe 1 orientieren, wenn Sie schon fortgeschritten sind, an der Stufe 2.
Die Bauch- und Rückenmuskulatur ist in erster Linie für die Haltung zuständig. Darum muß sie trainiert werden. Üben Sie langsam und gleichmäßig. Einige Übungen sind besonders für den Rücken wichtig. Sie wurden mit in das Bodytrainer-Programm für Bauch, Taille und Hüfte aufgenommen, um ein einseitiges Üben auszuschließen und das Programm zu harmonisieren. Benutzen Sie für die Übungen eine weiche Unterlage.

Rollen Sie Ihren Oberkörper unter maximaler Bauchspannung leicht ein. Wenn Sie noch nicht so weit fortgeschritten sind, können Sie auch eine Hand in den Nacken legen.

Variationen
- Endposition für einige Sekunden halten.
- Jeweils für einige Sekunden in der oberen, einer mittleren und der unteren Position bleiben.

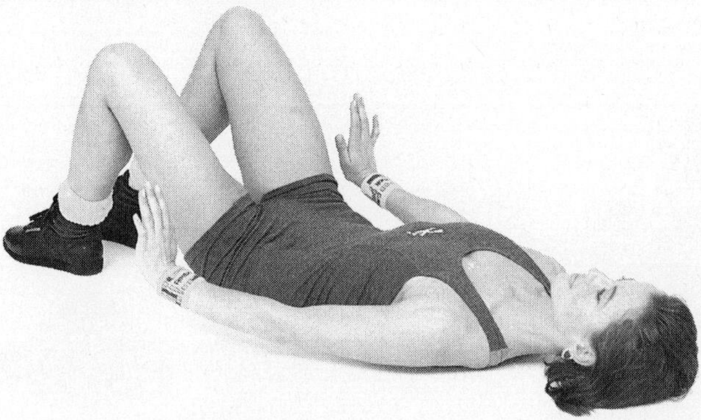

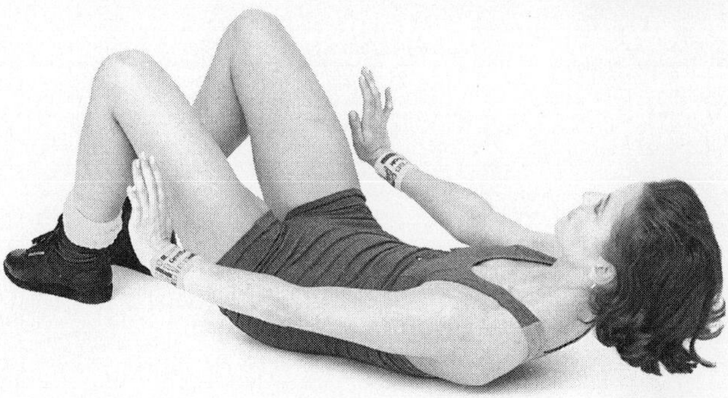

	Stufe 1	Stufe 2
Wdh.	8–10	8–10
Pause	–	15 sec
Wdh.	–	8–10

Heben Sie die Schultern etwas an und ‹ziehen› das Kinn nach oben. Bei dieser Übung sollten Sie möglichst kleine Bewegungen machen.

Variationen

– Das Kinn in Richtung der Kniegelenke ziehen.
– Endposition für einige Sekunden halten.

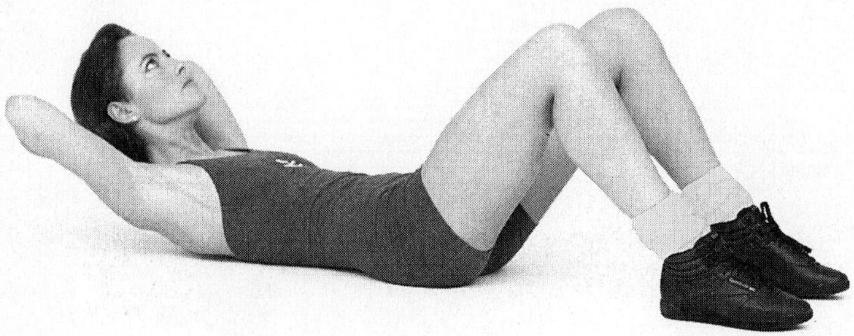

	Stufe 1	Stufe 2
Wdh.	8–10	8–10
Pause	–	15 sec
Wdh.	–	8–10

Schieben Sie ein Kissen unter die Lendenwirbelsäule. Beugen Sie die Arme. Die Hände berühren die Ohren. Heben Sie Kopf und Oberkörper gestreckt nach vorn-oben. Zur Erleichterung können Sie die Arme nach vorne strecken.

Variationen

- Für einige Sekunden in der Endposition bleiben.
- Übung mit einrollender Bewegung ausführen.
- Jeweils für einige Sekunden in der oberen, einer mittleren und der unteren Position bleiben.

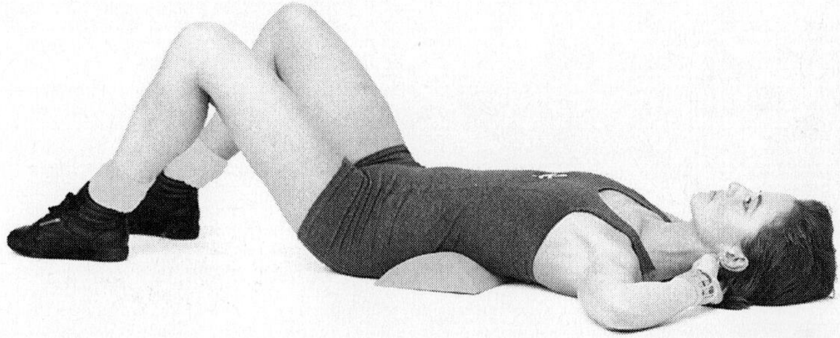

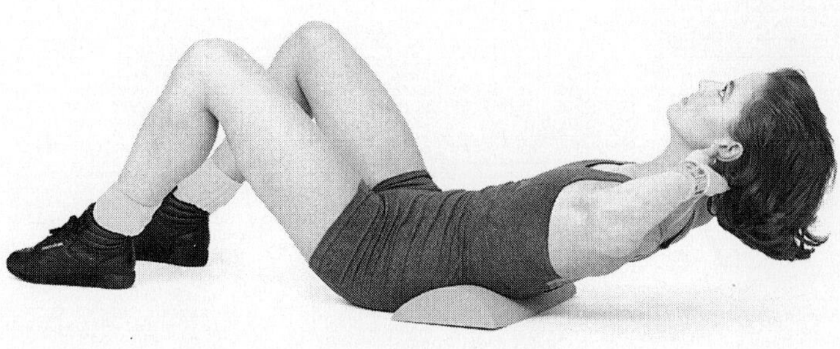

	Stufe 1	Stufe 2
Wdh.	8–10	8–10
Pause	–	15 sec
Wdh.	–	8–10

Strecken Sie die Arme und überkreuzen Sie sie über dem Kopf. Heben Sie Ihren Oberkörper leicht an.

Variationen

- Endposition für einige Sekunden halten.
- Jeweils für einige Sekunden in der oberen, einer mittleren und der unteren Position bleiben.

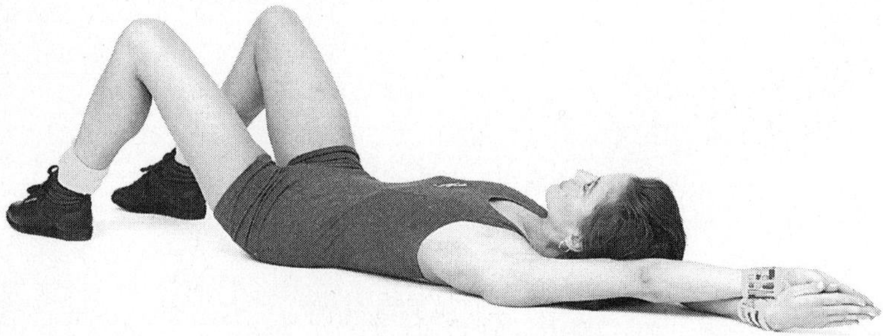

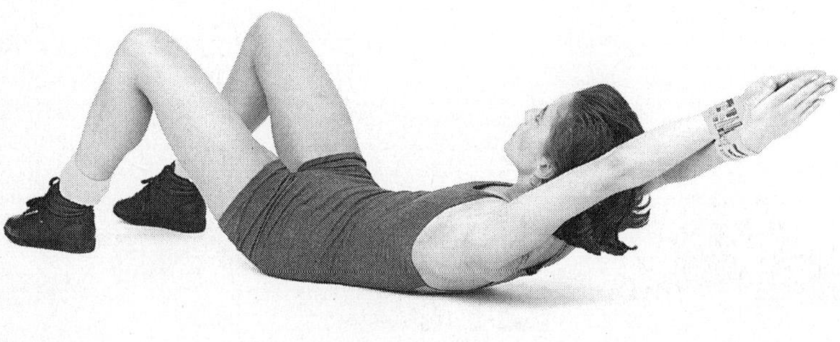

	Stufe 1	Stufe 2
Wdh.	8–10	8–10
Pause	–	15 sec
Wdh.	–	8–10

Stützen Sie den Kopf mit den Händen, und heben Sie den gestreckten Oberkörper ab.

Variationen

- Endposition für einige Sekunden halten.
- Übung mit einer einrollenden Bewegung ausführen.
- Füße bis kurz über Boden senken und mit einer einrollenden Bewegung den Kopf leicht anheben.

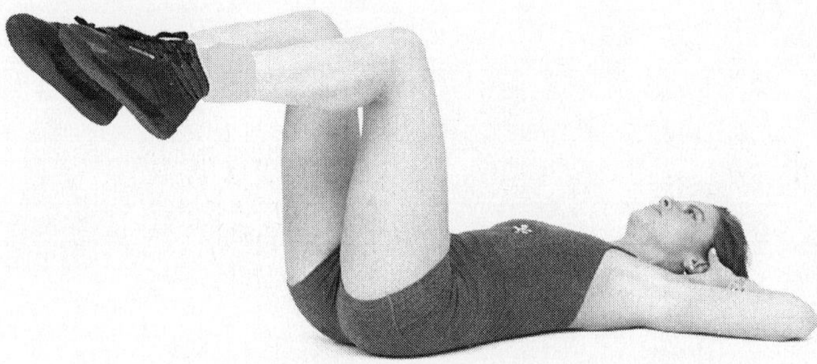

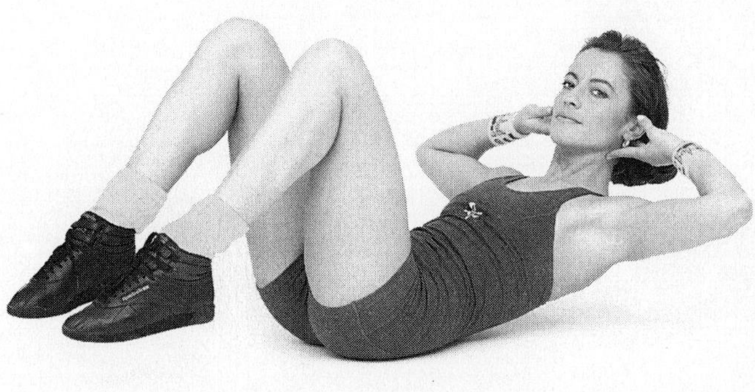

	Stufe 1	Stufe 2
Wdh.	8–10	8–10
Pause	–	15 sec
Wdh.	–	8–10

Strecken Sie die Arme nach vorn und das linke Bein nach oben. Heben Sie das rechte Bein etwas vom Boden, und führen Sie die Arme mit einer Rumpfbeugung nach vorne.

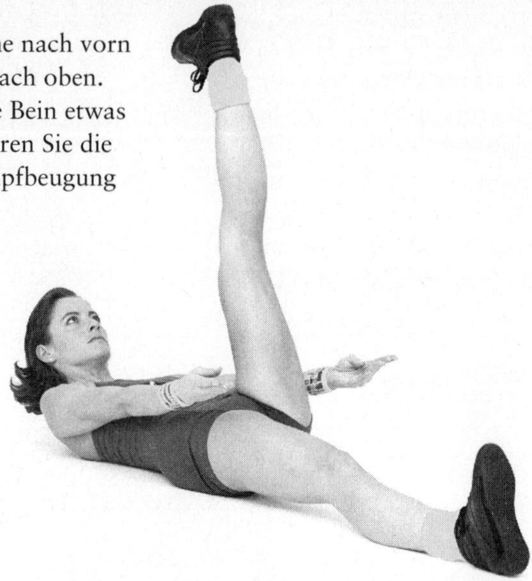

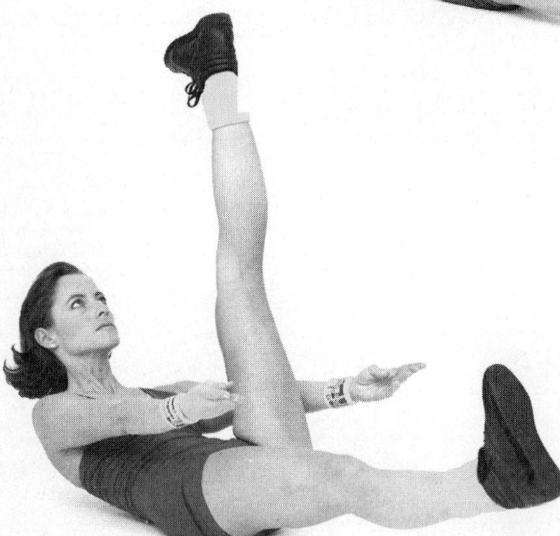

Variation
Für einige Sekunden in der Endstellung bleiben.

	Stufe 1	Stufe 2
Wdh.	8–10	8–10
Pause	–	15 sec
Wdh.	–	8–10

Strecken Sie die Arme nach oben und heben Kopf und Schulter vom Boden ab. Führen Sie den Körper wieder langsam in die Ausgangsposition zurück. Wenn Sie noch nicht so weit fortgeschritten sind, können Sie während des Hochkommens eine Hand in den Nacken legen.

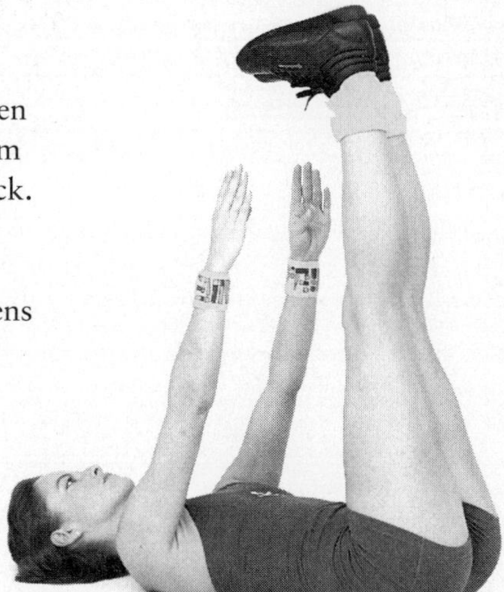

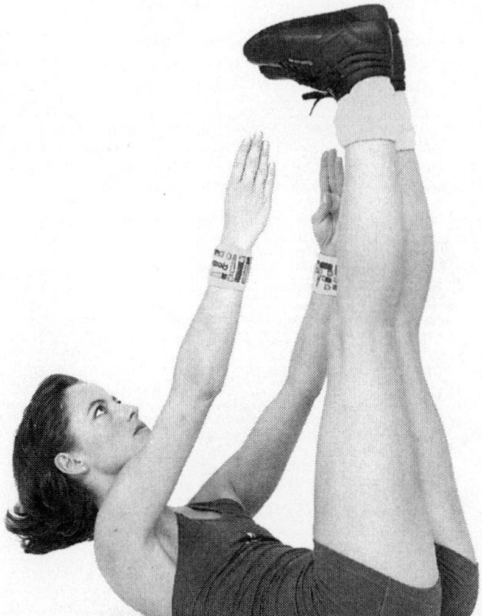

Variationen

- Endposition für einige Sekunden halten.
- Jeweils für einige Sekunden in der oberen, einer mittleren und der unteren Position bleiben.

	Stufe 1	Stufe 2
Wdh.	8–10	8–10
Pause	–	15 sec
Wdh.	–	8–10

Heben Sie Kopf und Schultern vom Boden ab und führen den linken Ellbogen zum rechten Kniegelenk und umgekehrt ohne die Beine am Boden abzusetzen.

Variation

Endposition für einige Sekunden halten.

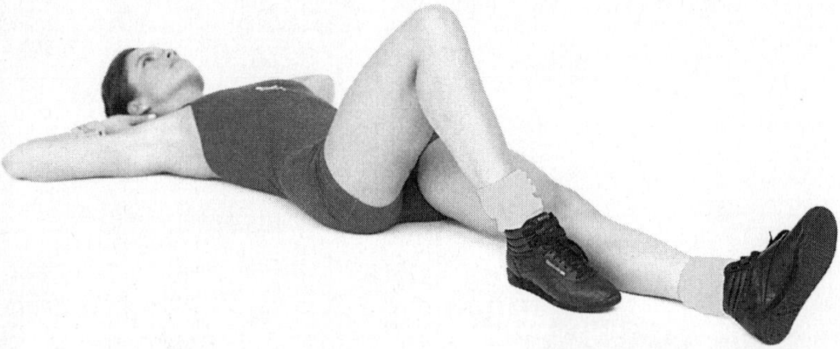

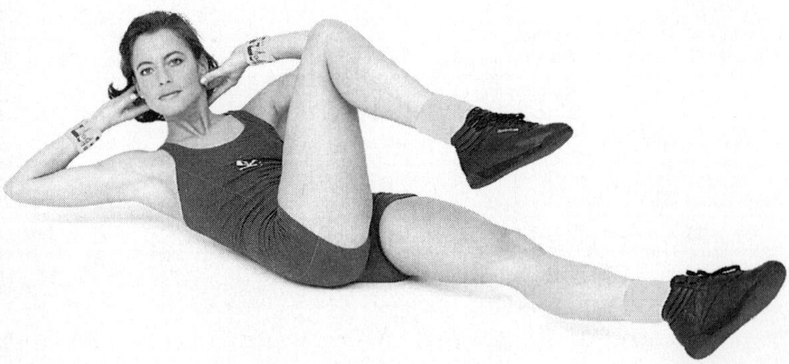

	Stufe 1	Stufe 2
Wdh.	8–10	8–10
Pause	–	15 sec
Wdh.	–	8–10

Heben Sie mit einer leichten Einwärtsdrehung Kopf und Schultern an und nähern sie dem gegenüberliegenden Kniegelenk. Wenn Sie noch nicht so weit fortgeschritten sind, können Sie während des Hochkommens eine Hand in den Nacken legen.

Variationen

- Endposition für einige Sekunden halten.
- Jeweils für einige Sekunden in der oberen, einer mittleren und der unteren Position bleiben.

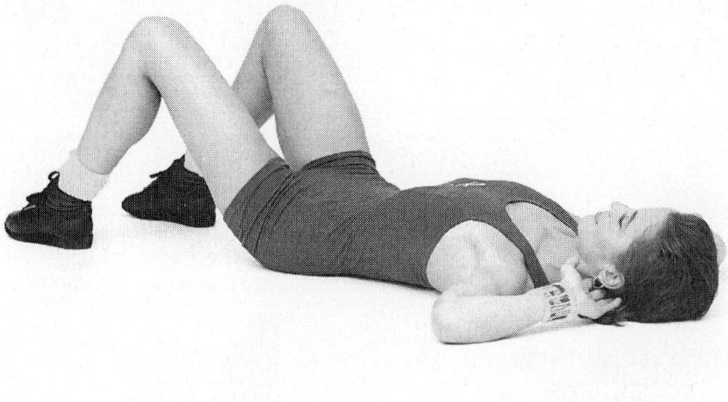

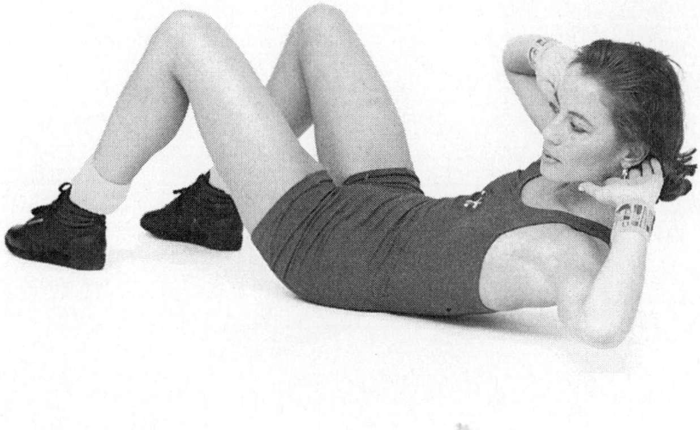

	Stufe 1	Stufe 2
Wdh.	8–10	8–10
Pause	–	15 sec
Wdh.	–	8–10

10 Bauch und vordere Oberschenkelpartie

Bringen Sie den Oberkörper und das gestreckte linke Bein nach oben. Das rechte Bein bleibt ständig in Bodenkontakt.

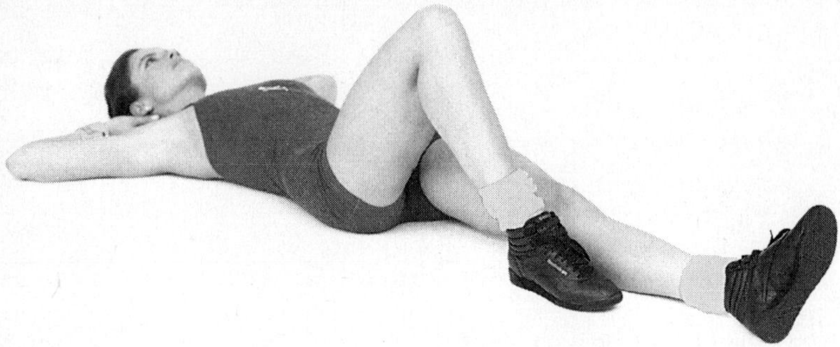

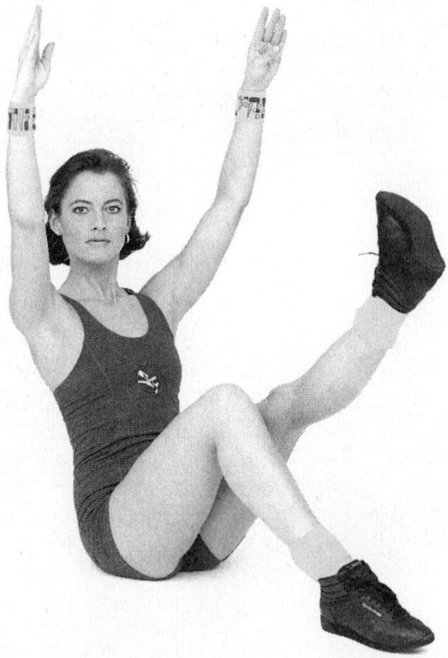

	Stufe 1	Stufe 2
Wdh.	8–10	8–10
Pause	15 sec	15 sec
Wdh.	8–10	8–10
Pause	–	15 sec
Wdh.	–	8–10

Führen Sie mit einer einrollenden Bewegung den rechten Ellbogen zum linken Kniegelenk.

Variationen

- Endposition für einige Sekunden halten.
- Jeweils für einige Sekunden in der oberen, einer mittleren und der unteren Position bleiben.

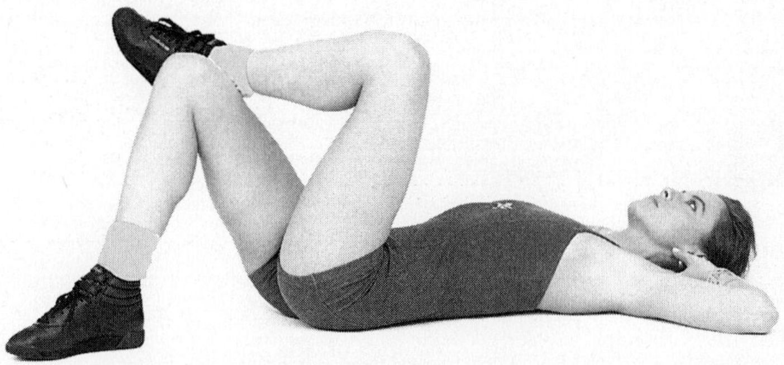

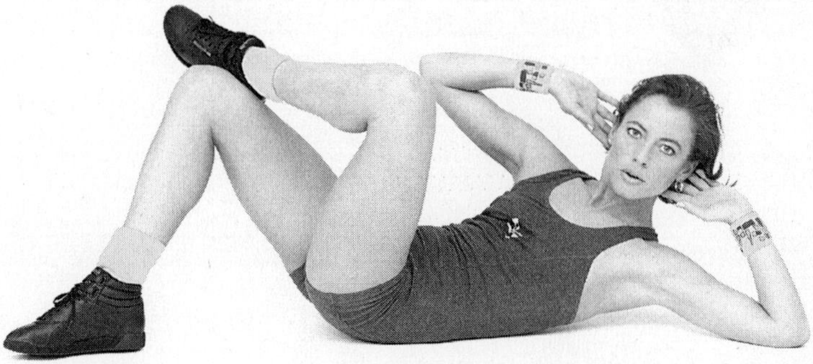

	Stufe 1	Stufe 2
Wdh.	8–10	8–10
Pause	–	15 sec
Wdh.	–	8–10

Ziehen Sie die Knie nach oben und führen Sie sie wieder zurück. Wenn Sie schon fortgeschritten sind, können Sie in der Endposition zusätzlich den Kopf und die Schultern anheben.

Variationen

– Endposition für einige Sekunden halten.

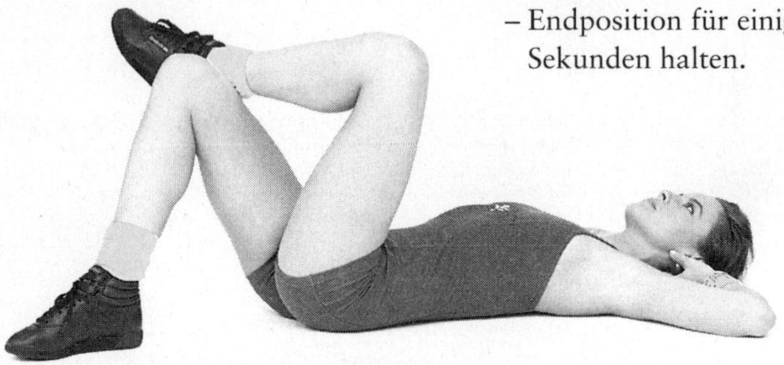

– Jeweils für einige Sekunden in der oberen, einer mittleren und der unteren Position bleiben.

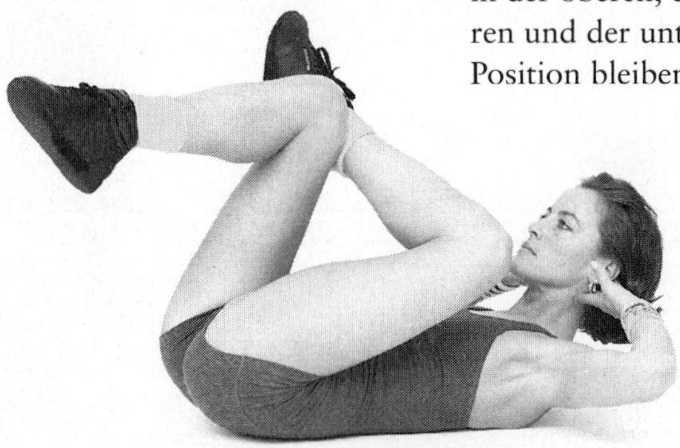

	Stufe 1	Stufe 2
Wdh.	8–10	8–10
Pause	15 sec	15 sec
Wdh.	8–10	8–10
Pause	–	15 sec
Wdh.	–	8–10

Heben Sie mit einer leichten Drehung den Kopf und die linke Schulter ab und ziehen den linken Ellbogen zum rechten Kniegelenk und umgekehrt.

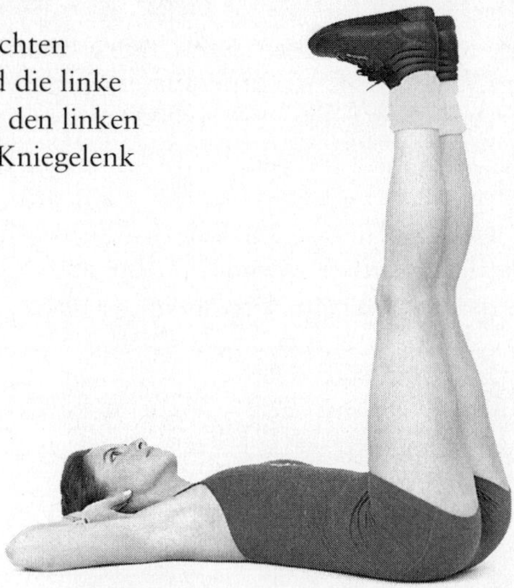

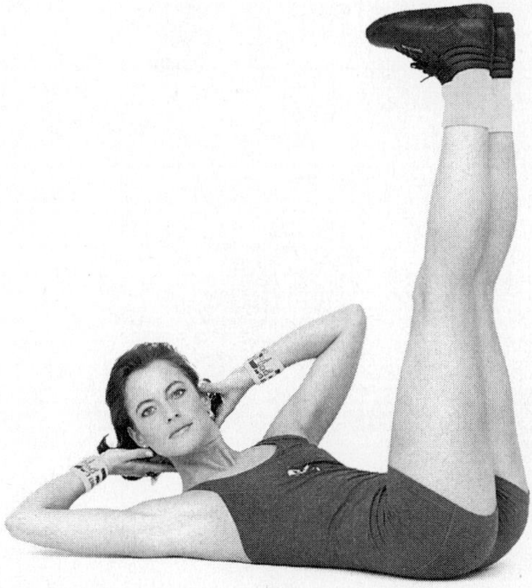

Variationen

- Endposition für einige Sekunden halten.
- Jeweils für einige Sekunden in der oberen, einer mittleren und der unteren Position bleiben.

	Stufe 1	Stufe 2
Wdh.	8–10	8–10
Pause	–	15 sec
Wdh.	–	8–10

Strecken Sie die rechte Hand in Richtung des rechten Kniegelenkes. Heben Sie Kopf und Oberkörper mit einer einrollenden Bewegung vom Boden ab und führen die rechte Hand am rechten Kniegelenk vorbei.

Variationen

– Endposition für einige Sekunden halten.
– Die rechte Hand diagonal am linken Kniegelenk vorbeiführen.

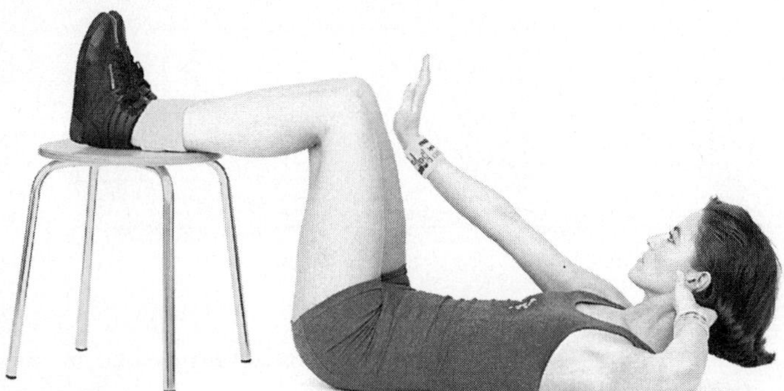

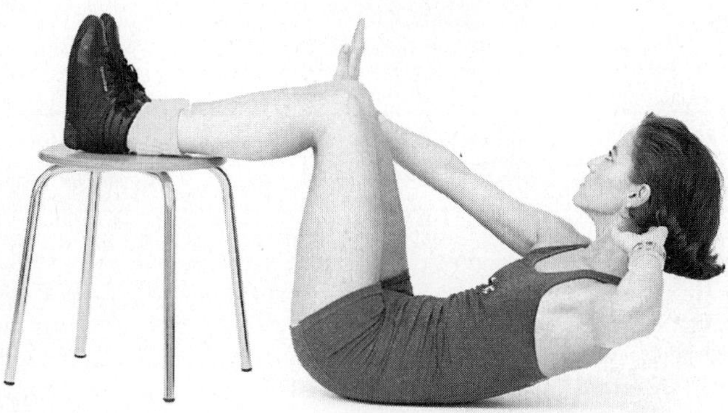

	Stufe 1	Stufe 2
Wdh.	8–10	8–10
Pause	–	15 sec
Wdh.	–	8–10

Heben Sie die Fersen vom Boden ab und strecken Sie die Beine nach schräg-oben und führen sie wieder zurück.

Variationen
- Endposition für einige Sekunden halten.
- Nur die Fersen heben und senken.
- Nur das linke oder das rechte Bein strecken.

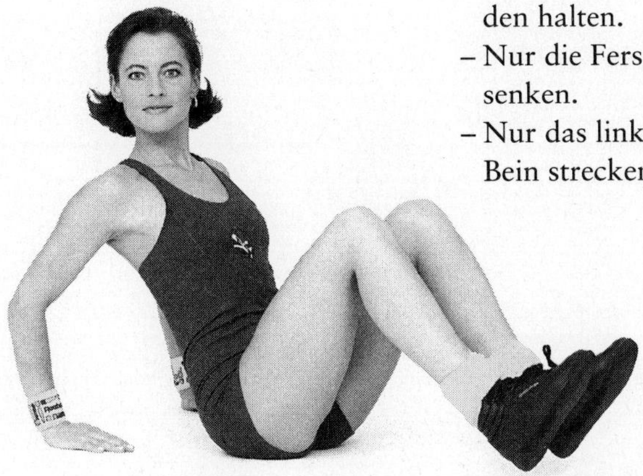

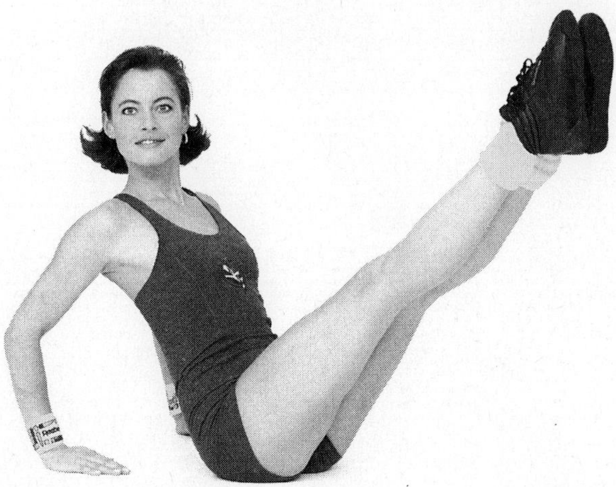

	Stufe 1	Stufe 2
Wdh.	8–10	8–10
Pause	–	15 sec
Wdh.	–	8–10

Führen Sie mit einer Drehung der Hüfte die Beine rechts und links über den Stuhl.

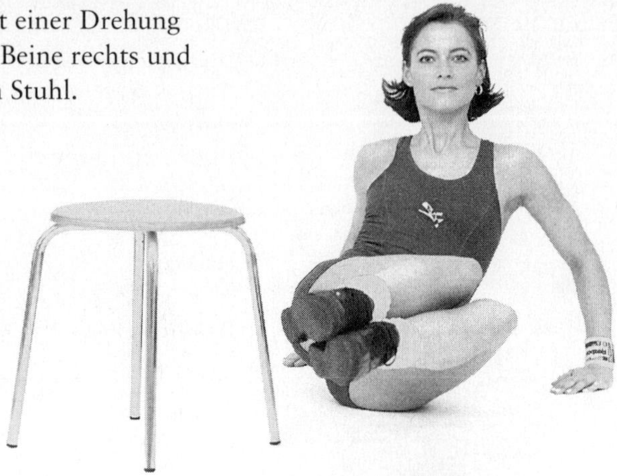

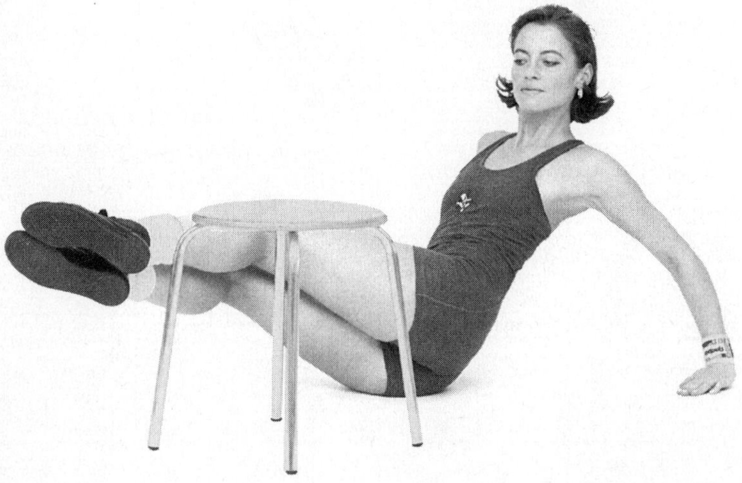

	Stufe 1	Stufe 2
Wdh.	8–10	8–10
Pause	15 sec	15 sec
Wdh.	8–10	8–10
Pause	–	15 sec
Wdh.	–	8–10
Pause	–	15 sec
Wdh.	–	8–10

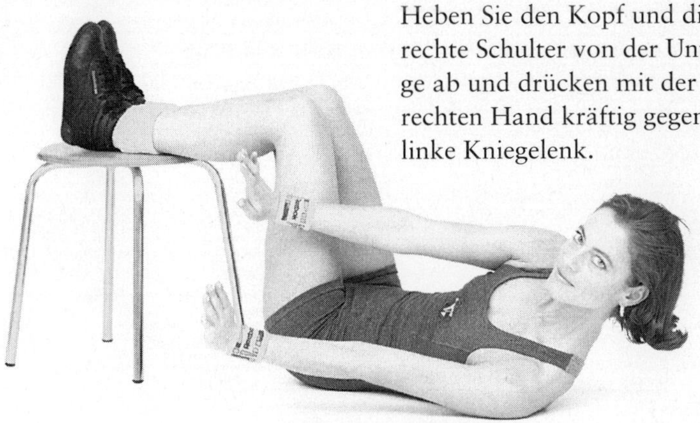

Heben Sie den Kopf und die rechte Schulter von der Unterlage ab und drücken mit der rechten Hand kräftig gegen das linke Kniegelenk.

Variationen

- Für einige Sekunden in der Endposition bleiben.
- Jeweils für einige Sekunden in der oberen, einer mittleren und der unteren Position bleiben.

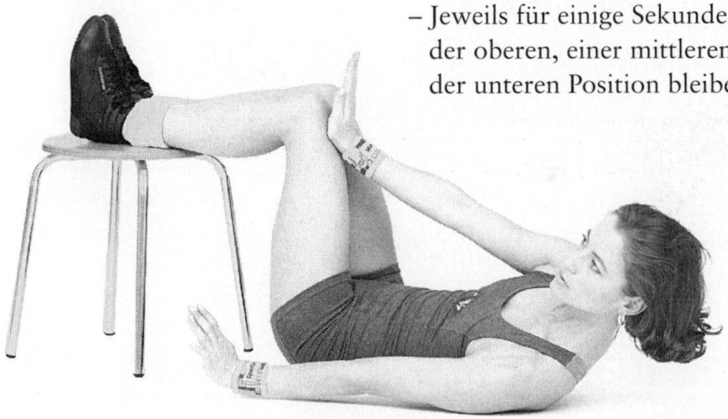

	Stufe 1	Stufe 2
Wdh.	8–10	8–10
Pause	–	15 sec
Wdh.	–	8–10

Spreizen Sie die gestreckten Beine nach außen ab.
Heben Sie den Kopf und die Schultern vom Boden ab.

Variation

Für einige Sekunden in der Endposition bleiben.

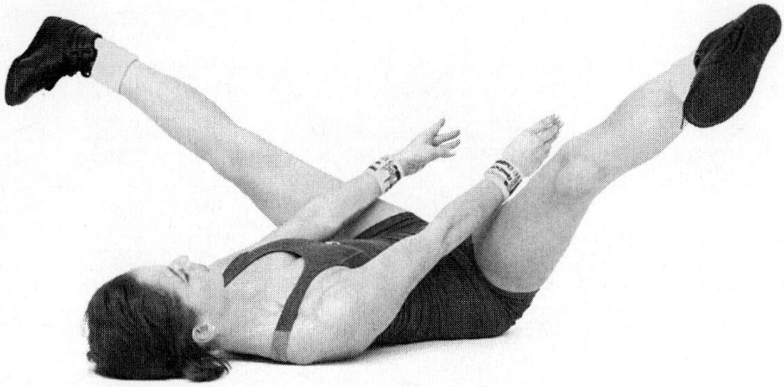

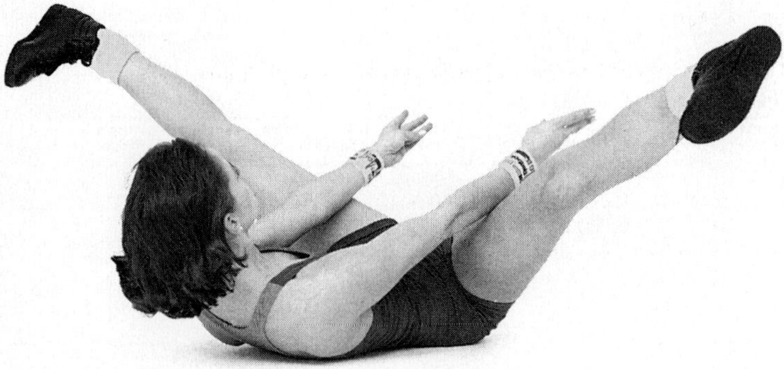

	Stufe 1	Stufe 2
Wdh.	8–10	8–10
Pause	–	15 sec
Wdh.	–	8–10

Verschränken Sie die Arme im Nacken. Die Füße berühren sich, die Knie sind auseinandergehalten. Heben Sie mit einer leichten Körperdrehung den Kopf und die rechte Schulter vom Boden ab.

Variation
Für einige Sekunden in der Endposition bleiben.

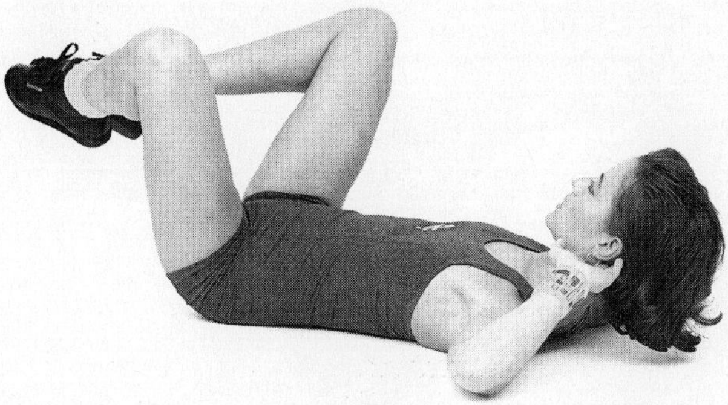

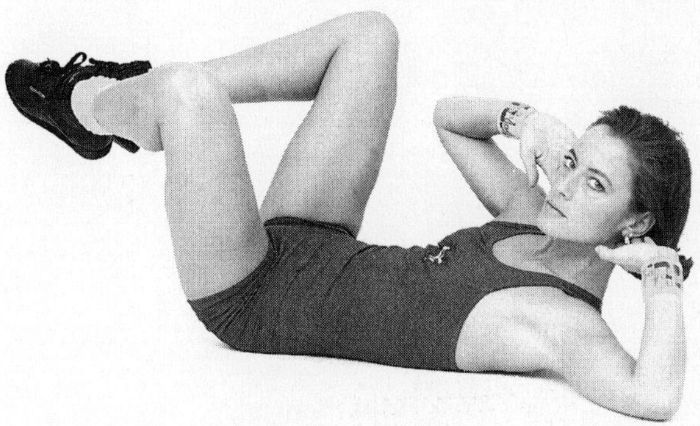

	Stufe 1	Stufe 2
Wdh.	8–10	8–10
Pause	15 sec	15 sec
Wdh.	8–10	8–10
Pause	–	15 sec
Wdh.	–	8–10

Ziehen Sie die Beine maximal zum Körper und führen sie wieder zurück. Gehen Sie während der Übung niemals ins Hohlkreuz, fixieren Sie aktiv Ihr Becken.

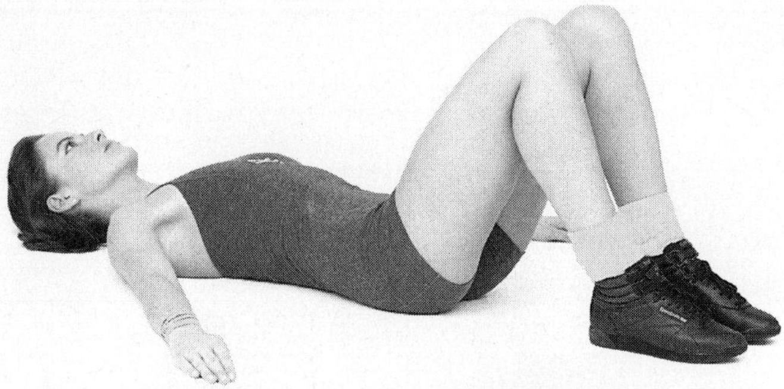

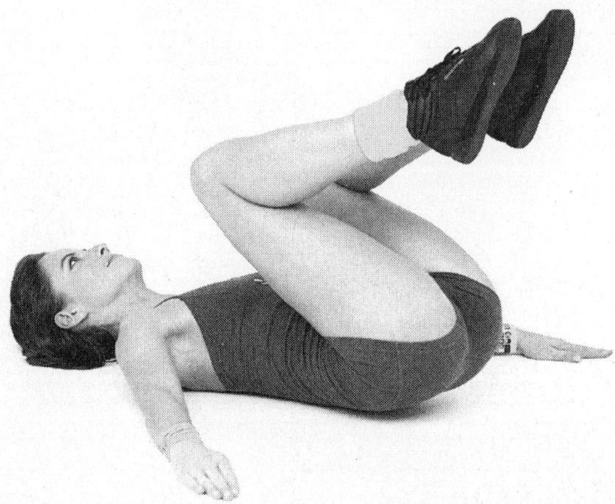

Variationen

- Die Beine aus einer gestreckten Beinposition anwinkeln.
- Ein Buch zwischen die Füße klemmen.

	Stufe 1	Stufe 2
Wdh.	8–10	8–10
Pause	15 sec	15 sec
Wdh.	8–10	8–10
Pause	–	15 sec
Wdh.	–	8–10
Pause	–	15 sec
Wdh.	–	8–10

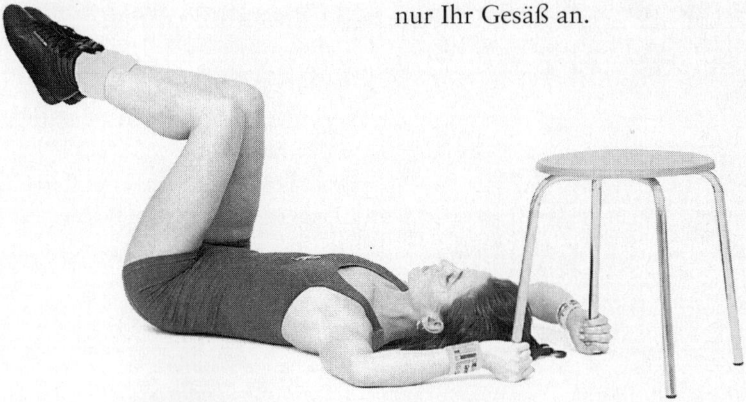

Heben Sie aus dieser Position nur Ihr Gesäß an.

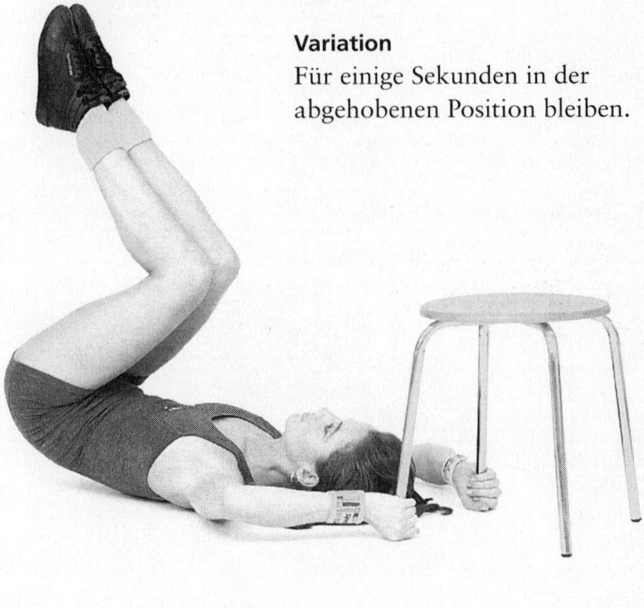

Variation
Für einige Sekunden in der abgehobenen Position bleiben.

	Stufe 1	Stufe 2
Wdh.	8–10	8–10
Pause	–	15 sec
Wdh.	–	8–10

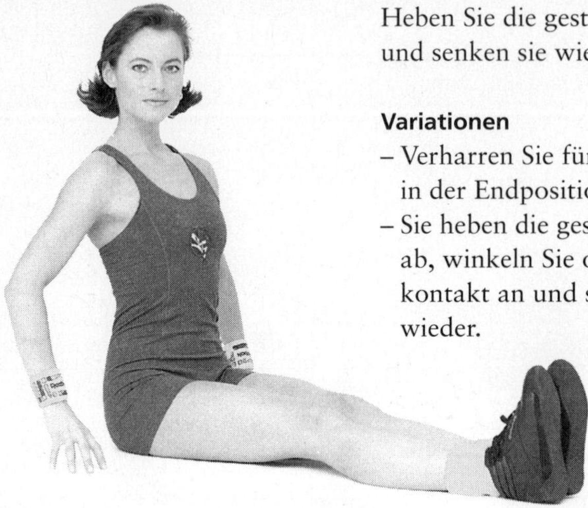

Heben Sie die gestreckten Beine an und senken sie wieder ab.

Variationen

- Verharren Sie für einige Sekunden in der Endposition.
- Sie heben die gestreckten Beine ab, winkeln Sie ohne Bodenkontakt an und strecken sie wieder.

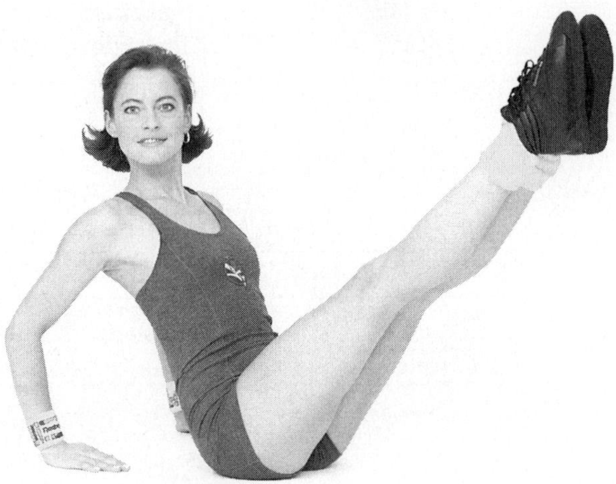

	Stufe 1	Stufe 2
Wdh.	8–10	8–10
Pause	15 sec	15 sec
Wdh.	8–10	8–10
Pause	–	15 sec
Wdh.	–	8–10

Umfassen Sie die Schienbeine knapp unterhalb der Knie. Strecken Sie die Beine und führen gleichzeitig Ihre Hände nach hinten.

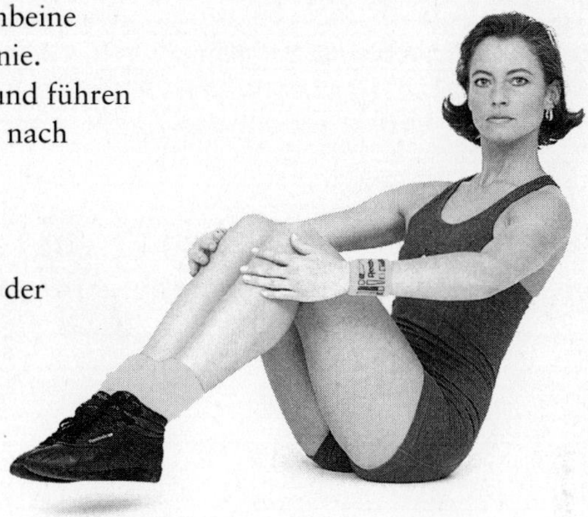

Variation
Für einige Sekunden in der Endposition bleiben.

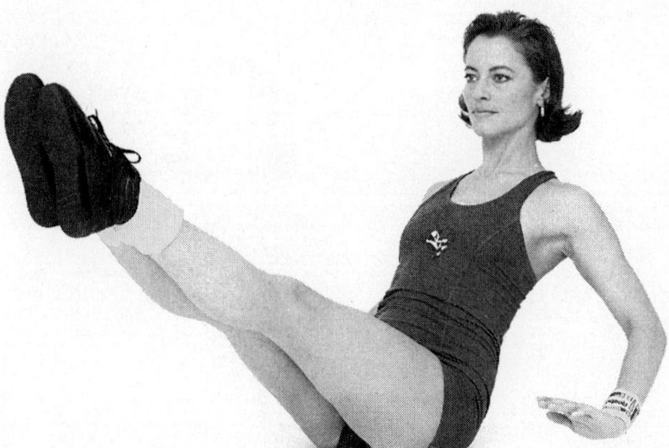

	Stufe 1	Stufe 2
Wdh.	8–10	8–10
Pause	15 sec	15 sec
Wdh.	8–10	8–10
Pause	–	15 sec
Wdh.	–	8–10
Pause	–	15 sec
Wdh.	–	8–10

Heben Sie die gestreckten Beine nach vorn-oben ab. Öffnen und schließen Sie die Beine.

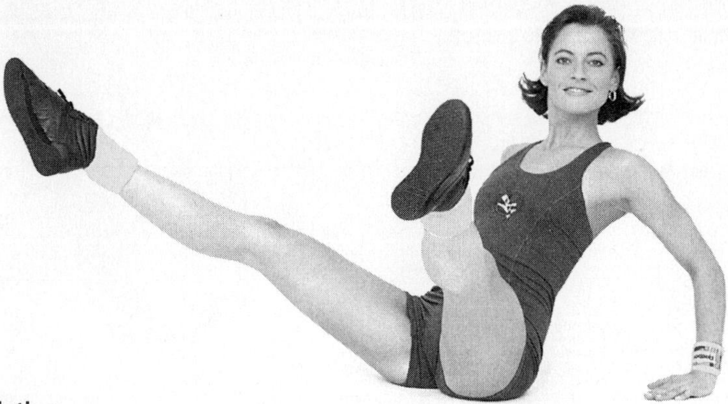

Variation

Die Beine beim Öffnen und Schließen überkreuzen.

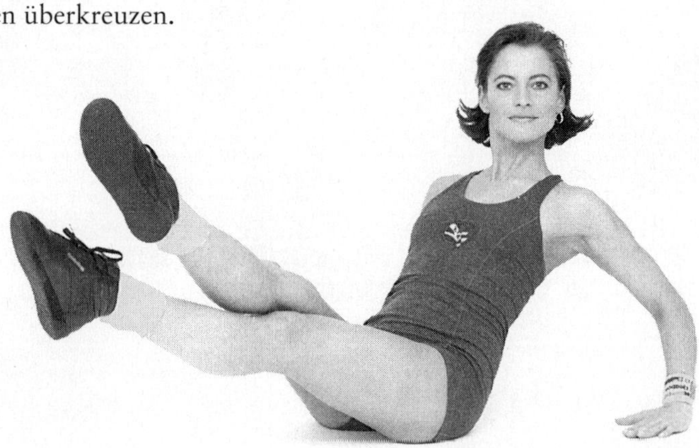

	Stufe 1	Stufe 2
Wdh.	8–10	8–10
Pause	15 sec	15 sec
Wdh.	8–10	8–10
Pause	–	15 sec
Wdh.	–	8–10

Beugen und strecken Sie das rechte und das linke Bein; beide Beine sind ständig in der Luft.

Variation

Übung auch ohne Abstützen der Arme durchführen.

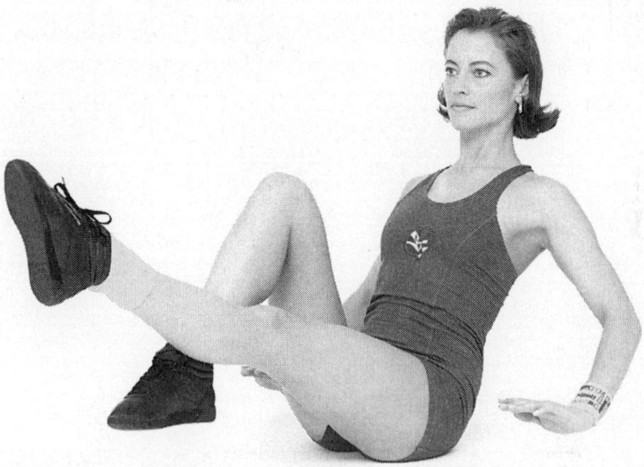

	Stufe 1	Stufe 2
Wdh.	8–10	8–10
Pause	15 sec	15 sec
Wdh.	8–10	8–10
Pause	–	15 sec
Wdh.	–	8–10
Pause	–	15 sec
Wdh.	–	8–10

Strecken Sie mit einer leichten Seitneigung den oberen Arm; versuchen Sie den Arm so weit wie möglich zu strecken. Während der Übung behalten beide Füße jeweils vollständigen Bodenkontakt. Spüren Sie der Muskelspannung nach und wechseln Sie erst dann.

Variation
Für einige Sekunden in der Endstellung bleiben.

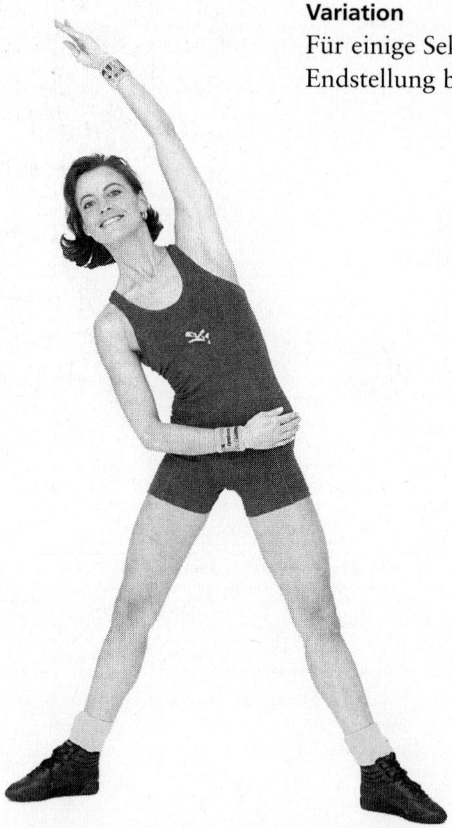

	Stufe 1	Stufe 2
Wdh.	8–10	8–10
Pause	–	15 sec
Wdh.	–	8–10

Im stabilen Stand fassen Sie die nach oben gestreckten Hände über dem Kopf. Neigen Sie sich maximal weit zur Seite. Verdrehen Sie nicht Ihren Oberkörper.

Variation
In der Endposition mehrfach federn.

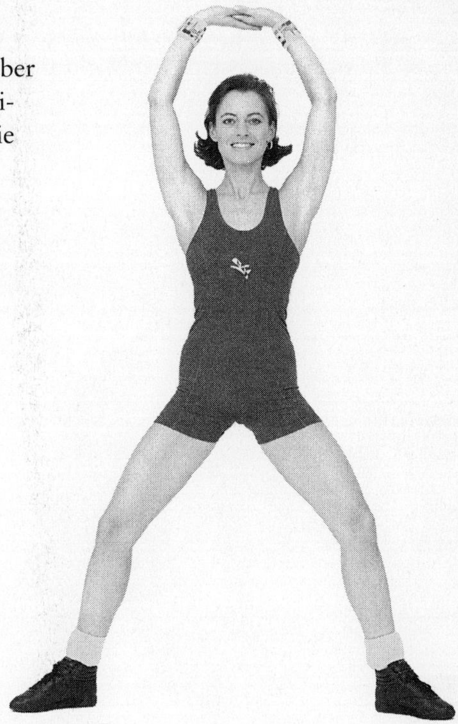

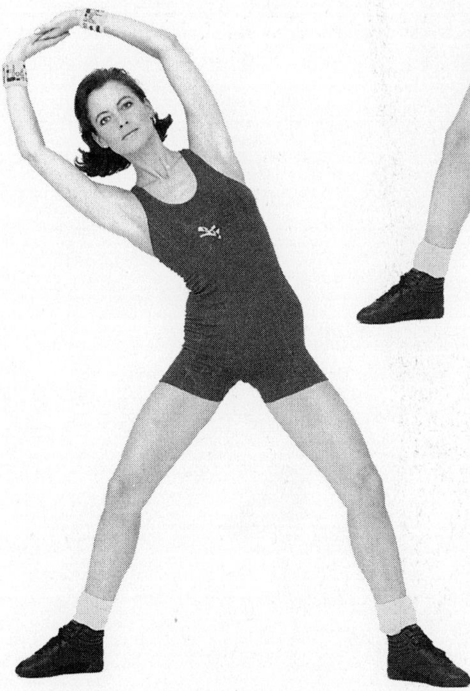

	Stufe 1	Stufe 2
Wdh.	8–10	8–10
Pause	–	15 sec
Wdh.	–	8–10

Beugen Sie den Körper maximal weit zur Seite. Wichtig ist es, daß Sie sich nur in seitlicher Richtung beugen.

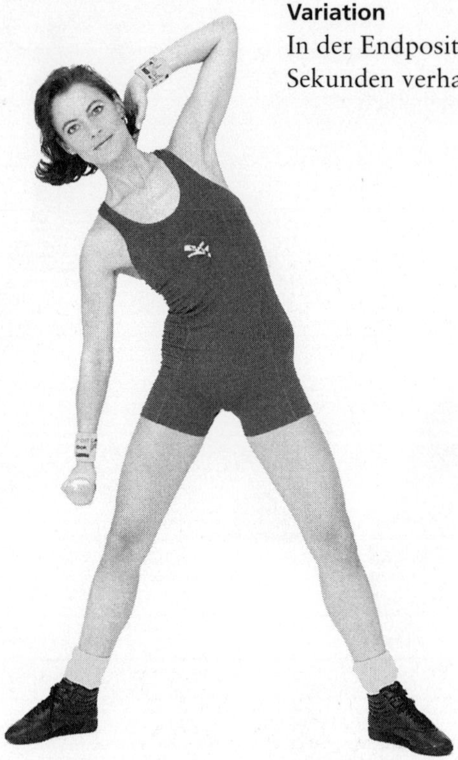

Variation
In der Endposition für einige Sekunden verharren.

	Stufe 1	Stufe 2
Wdh.	8–10	8–10
Pause	–	15 sec
Wdh.	–	8–10

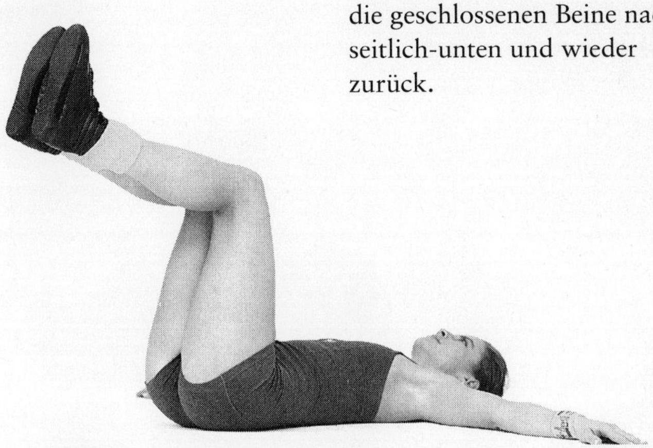

Bringen Sie mit einer leichten Drehung in den Hüftgelenken die geschlossenen Beine nach seitlich-unten und wieder zurück.

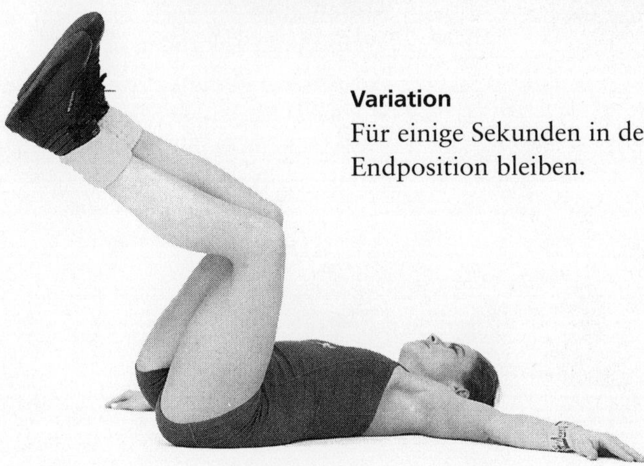

Variation

Für einige Sekunden in der Endposition bleiben.

	Stufe 1	Stufe 2
Wdh.	8–10	8–10
Pause	15 sec	15 sec
Wdh.	8–10	8–10
Pause	–	15 sec
Wdh.	–	8–10

Heben Sie die Beine gestreckt und senkrecht nach oben an. Führen Sie sie wie Scheibenwischer nach rechts und links. Die Schultern behalten dabei immer Bodenkontakt.

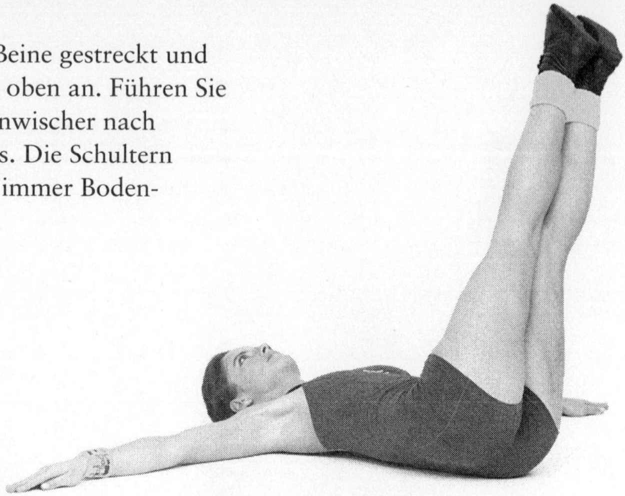

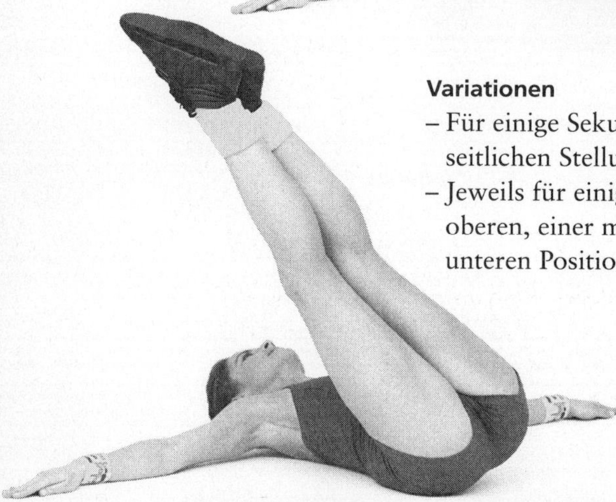

Variationen

- Für einige Sekunden in der seitlichen Stellung bleiben.
- Jeweils für einige Sekunden in der oberen, einer mittleren und einer unteren Position bleiben.

	Stufe 1	Stufe 2
Wdh.	8–10	8–10
Pause	15 sec	15 sec
Wdh.	8–10	8–10
Pause	–	15 sec
Wdh.	–	8–10
Pause	–	15 sec
Wdh.	–	8–10

Heben Sie die Beine ab und beugen sie zum Körper hin an und strecken sie wieder.

Variation
Für einige Sekunden in der gestreckten und in der gebeugten Beinstellung bleiben.

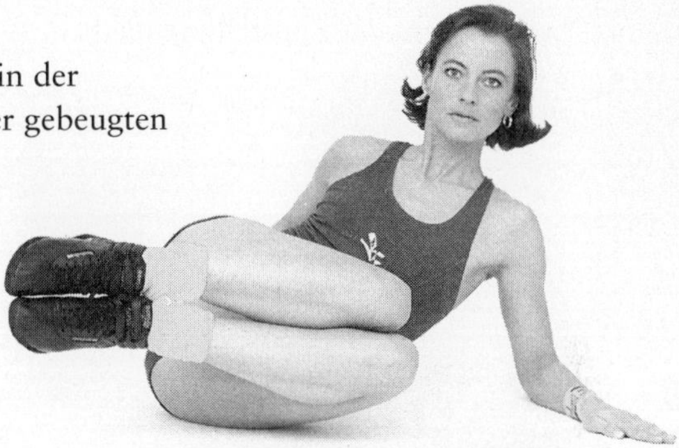

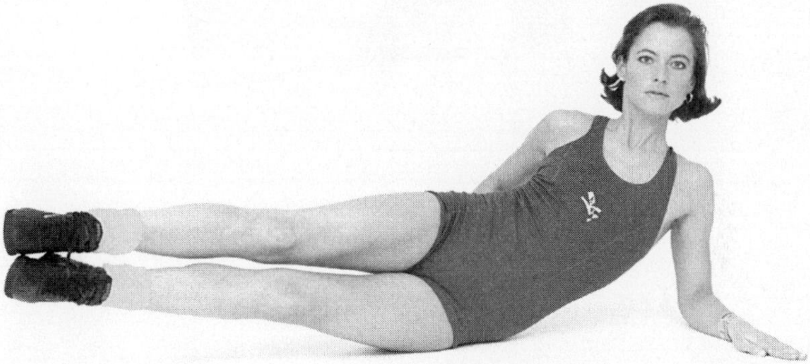

	Stufe 1	Stufe 2
Wdh.	8–10	8–10
Pause	15 sec	15 sec
Wdh.	8–10	8–10
Pause	–	15 sec
Wdh.	–	8–10
Pause	–	15 sec
Wdh.	–	8–10

Heben Sie beide Beine einige Zentimeter geschlossen vom Boden ab.

Variation

Für einige Sekunden in der Endstellung bleiben.

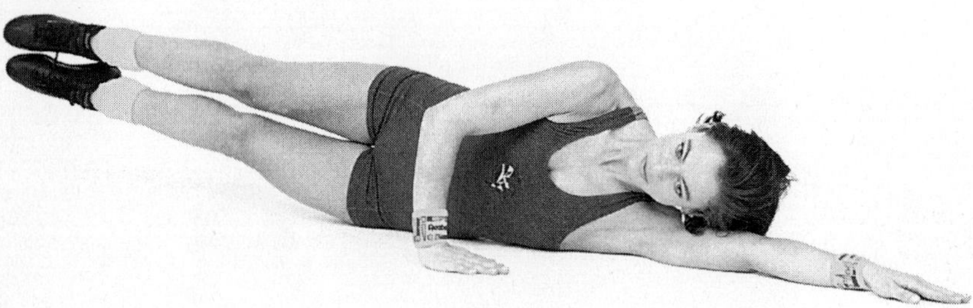

	Stufe 1	Stufe 2
Wdh.	8–10	8–10
Pause	–	15 sec
Wdh.	–	8–10

Halten Sie mit dem gestreckten linken Arm das Gleichgewicht. Nähern Sie den gestreckten rechten Arm durch ein seitliches Aufrichten des Oberkörpers dem rechten Fuß an. Der linke Arm bleibt immer gestreckt.

Variationen

– Für einige Sekunden in der Endposition bleiben.
– In der Endposition beide Beine seitlich anheben.

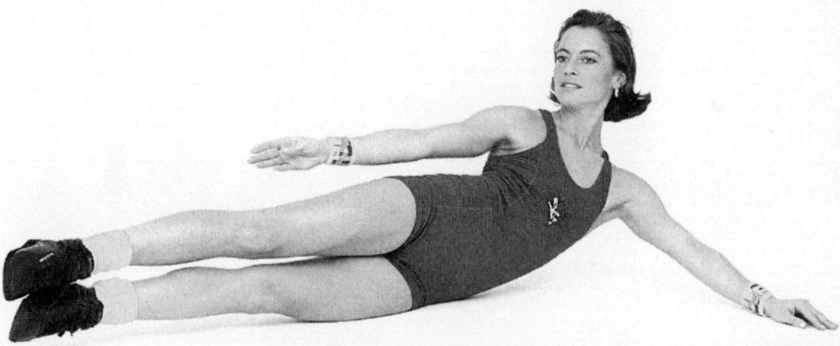

	Stufe 1	Stufe 2
Wdh.	8–10	8–10
Pause	15 sec	15 sec
Wdh.	8–10	8–10
Pause	–	15 sec
Wdh.	–	8–10

Beugen Sie das rechte Bein im Knie leicht und schlagen Sie es über das linke Bein. Beide Arme sind in Richtung des Fußes gestreckt. Heben Sie Ihren Oberkörper leicht an und senken ihn wieder ab.

Variationen

– Für einige Sekunden in der Endposition bleiben.
– Jeweils für einige Sekunden in der oberen, einer mittleren und der unteren Position bleiben.
– Beide Beine anwinkeln und Oberkörper abheben.

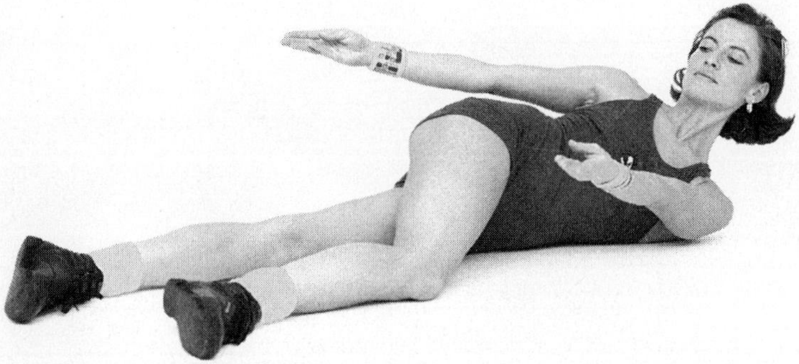

	Stufe 1	Stufe 2
Wdh.	8–10	8–10
Pause	15 sec	15 sec
Wdh.	8–10	8–10
Pause	–	15 sec
Wdh.	–	8–10

Heben und senken Sie Ihr Becken vom Boden. In der Endposition den rechten Arm nach oben heben.

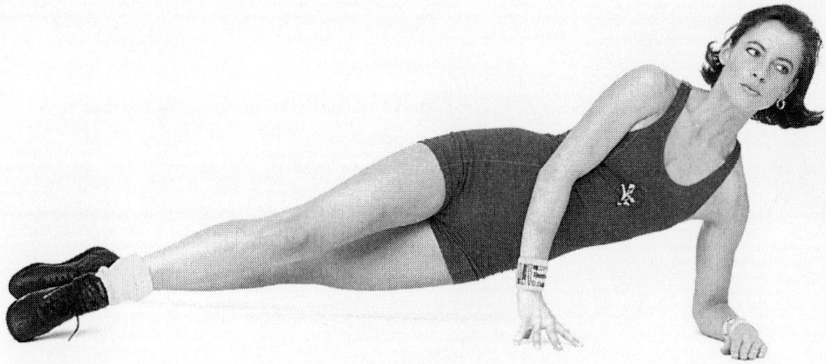

Variation
Für einige Sekunden in der Endposition bleiben.

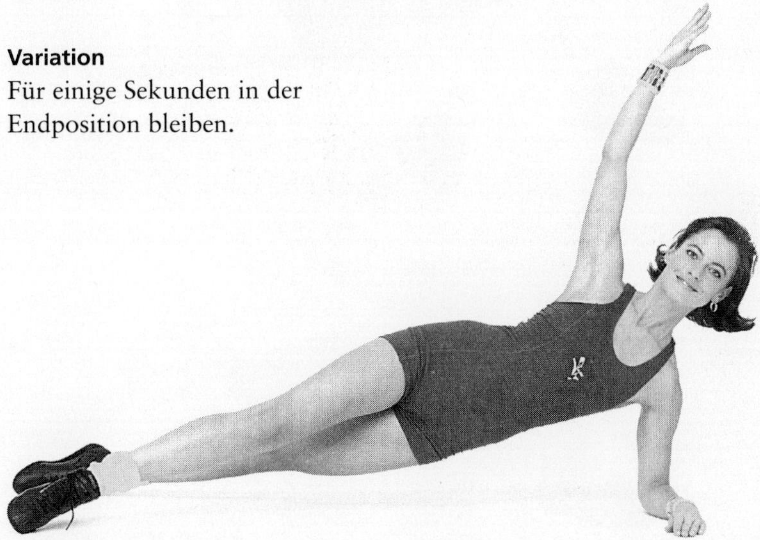

	Stufe 1	Stufe 2
Wdh.	8–10	8–10
Pause	–	15 sec
Wdh.	–	8–10

Stellen Sie das linke Bein gebeugt auf. Heben Sie das gestreckte rechte Bein vom Boden ab und beugen und strecken Sie es.

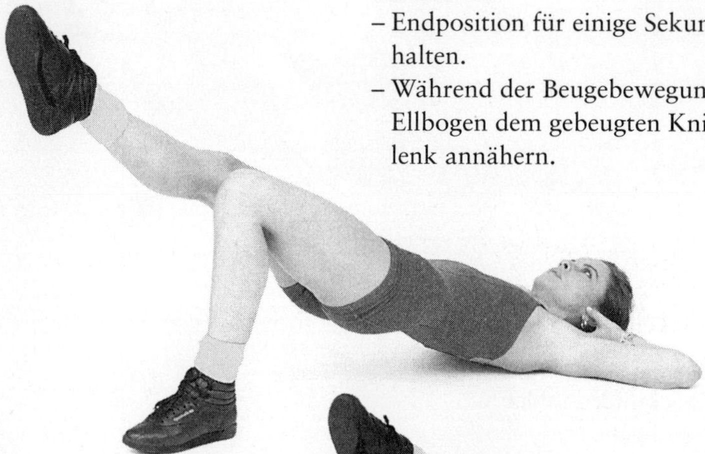

Variationen
- Endposition für einige Sekunden halten.
- Während der Beugebewegung die Ellbogen dem gebeugten Kniegelenk annähern.

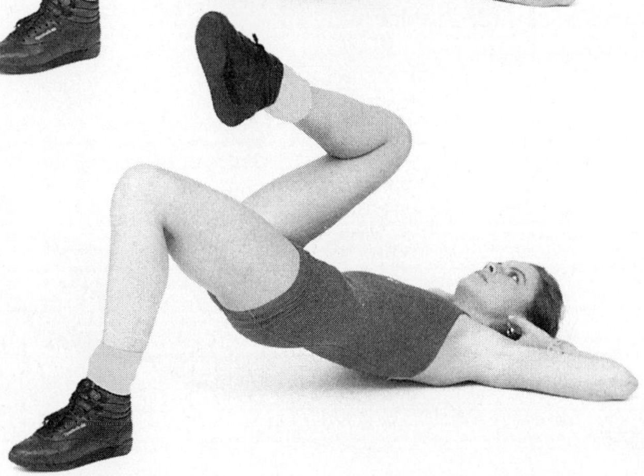

	Stufe 1	Stufe 2
Wdh.	8–10	8–10
Pause	–	15 sec
Wdh.	–	8–10

Heben Sie mit geradem Rücken den Oberkörper knapp über eine waagerechte Position an und senken ihn wieder ab.

Variationen

– Für einige Sekunden in der Endstellung bleiben.
– Den abgehobenen Körper langsam und kontrolliert nach links und nach rechts drehen.

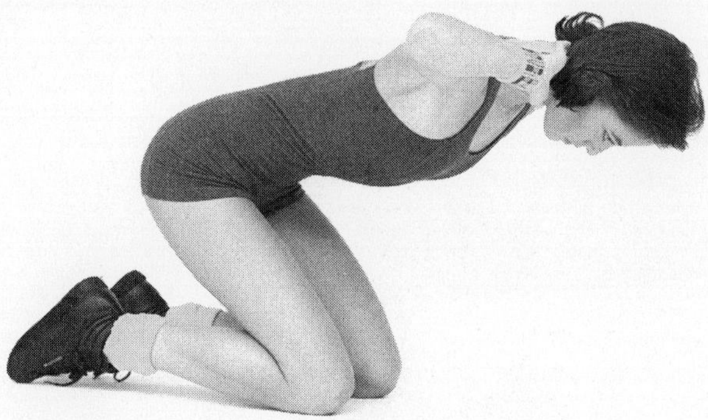

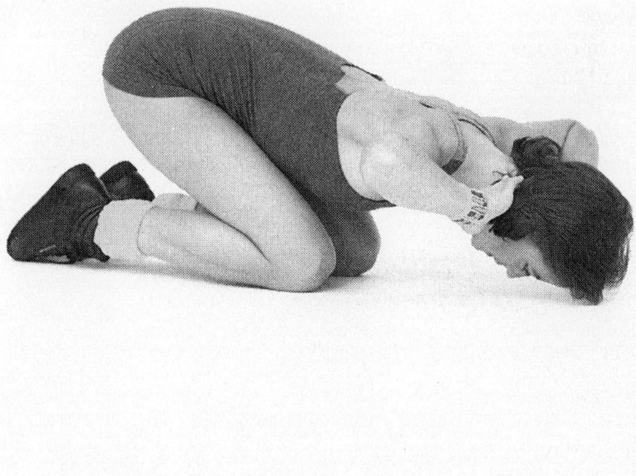

	Stufe 1	Stufe 2
Wdh.	8–10	8–10
Pause	–	15 sec
Wdh.	–	8–10

Heben Sie den Oberkörper ab und führen Sie die Arme nach vorne und hinten. Versuchen Sie ganz besonders viel Spannung im Po aufzubauen.

Variation
Für einige Sekunden in der Endposition bleiben.

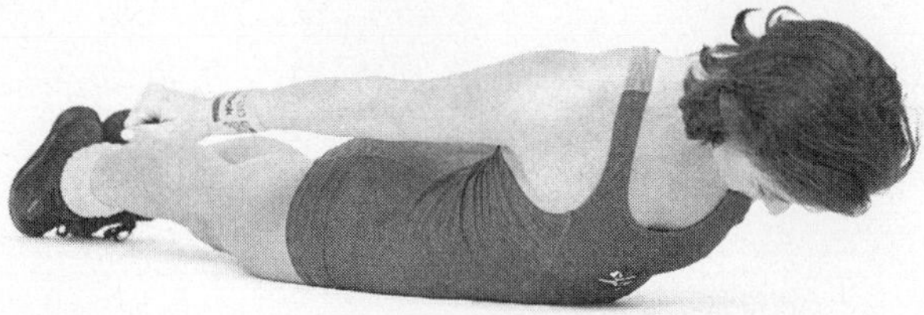

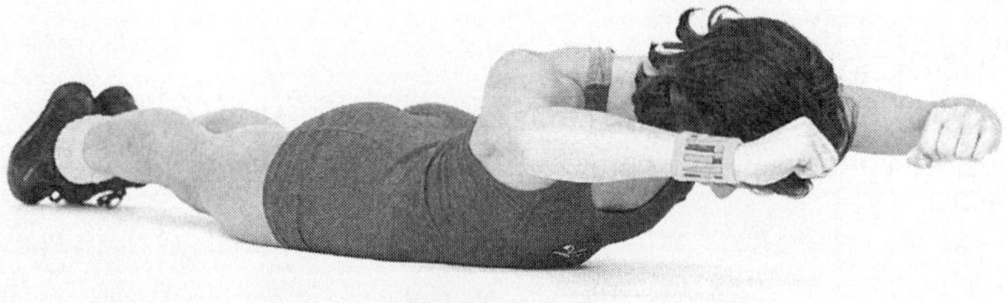

	Stufe 1	Stufe 2
Wdh.	8–10	8–10
Pause	–	15 sec
Wdh.	–	8–10

Heben Sie zusammen mit dem Oberkörper ein Bein an.

Variationen
– Für einige Sekunden in der Endposition bleiben.
– Das abgehobene Bein im Hüftgelenk ein- und ausdrehen.

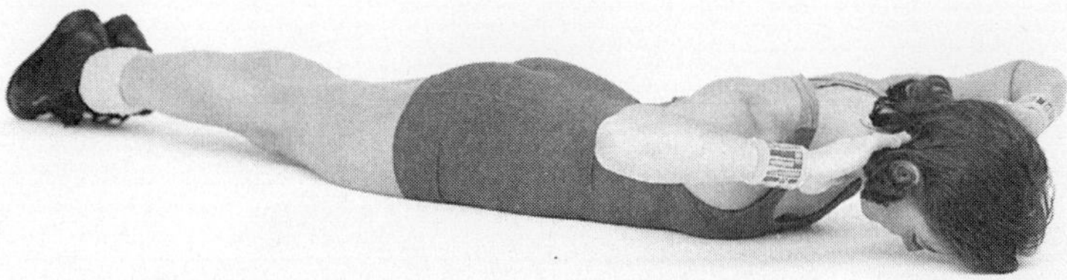

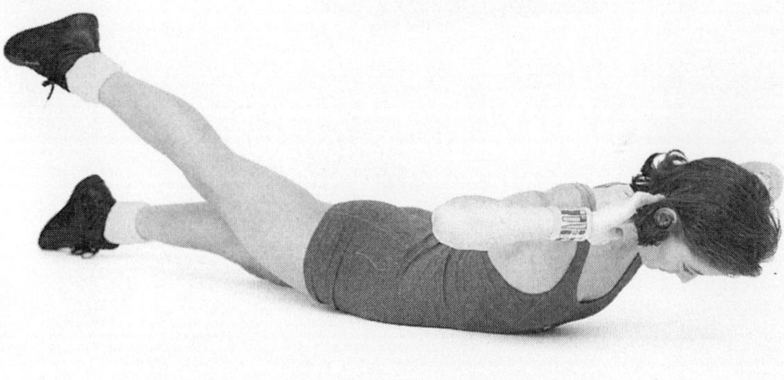

	Stufe 1	Stufe 2
Wdh.	8–10	8–10
Pause	–	15 sec
Wdh.	–	8–10

Legen Sie den Handrücken eines Arms an die Stirn.
Heben Sie gleichzeitig den gestreckten Arm und das gestreckte Bein an.

Variationen

– Für einige Sekunden in der Endposition bleiben.
– Das Bein in mehr eingedrehter bzw. mehr ausgedrehter Position abheben.

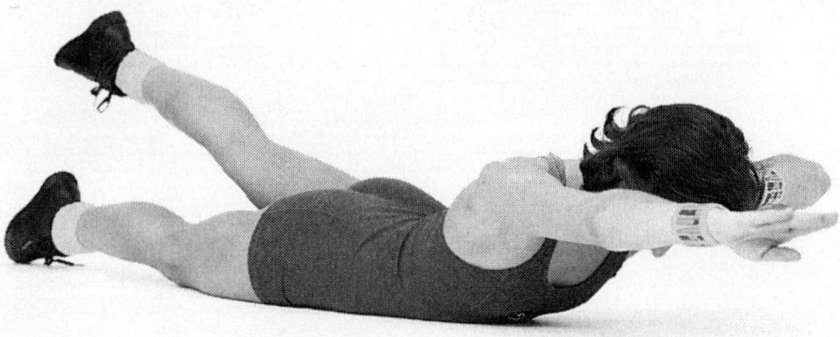

	Stufe 1	Stufe 2
Wdh.	8–10	8–10
Pause	–	15 sec
Wdh.	–	8–10

Winkeln Sie ein Bein an. Die Arme sind in Verlängerung des Körpers gestreckt. Heben Sie beide Arme und den Oberkörper leicht an und bleiben für einige Sekunden in dieser Position.

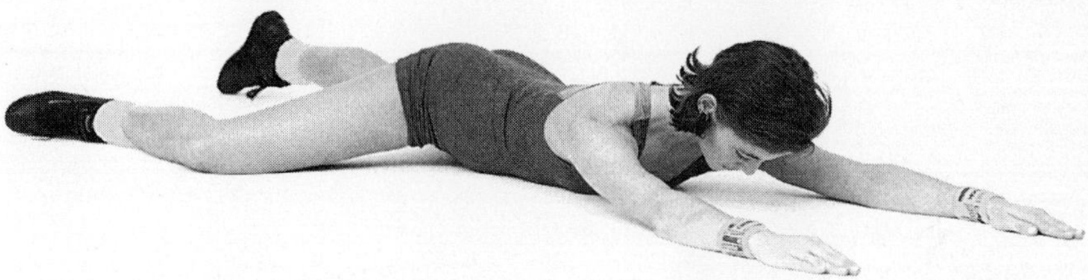

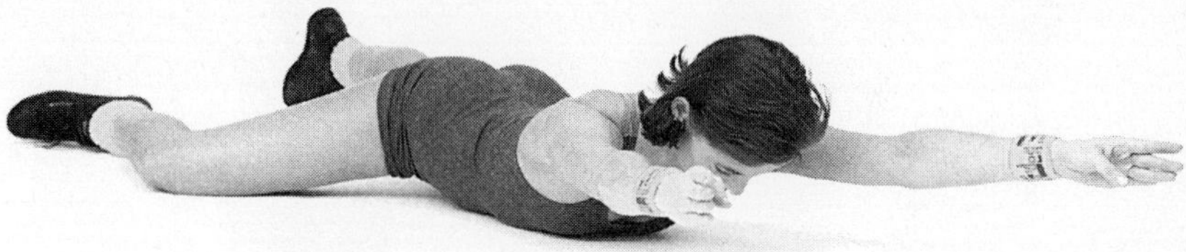

	Stufe 1	Stufe 2
Wdh.	8–10	8–10
Pause	–	15 sec
Wdh.	–	8–10

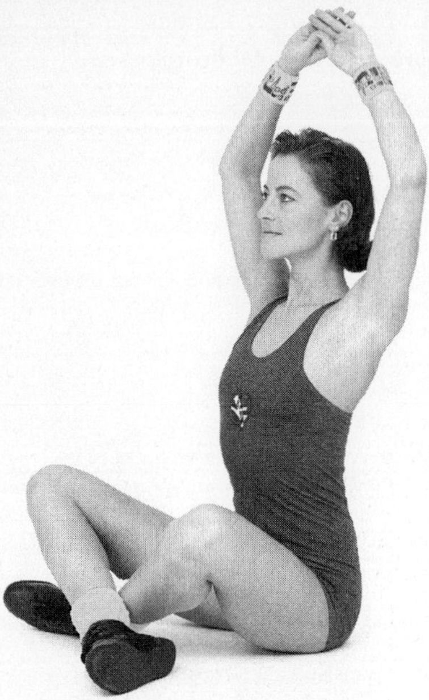

Drehen Sie den vollkommen gestreckten Oberkörper nach links und rechts.

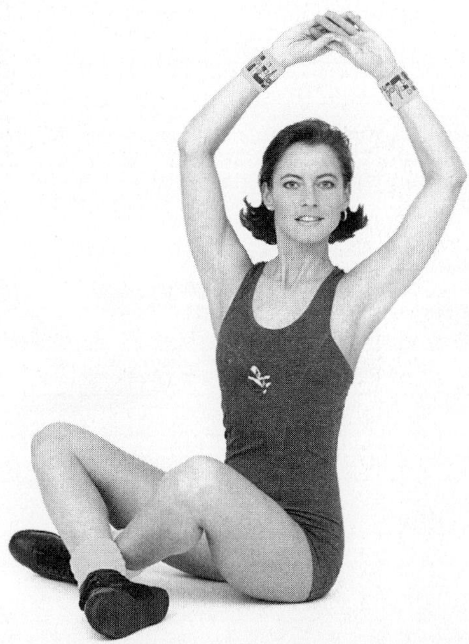

	Stufe 1	Stufe 2
Wdh.	8–10	8–10
Pause	–	15 sec
Wdh.	–	8–10

Während Sie den einen Arm leicht beugen, strecken Sie den anderen Arm maximal weit nach oben. Kippen Sie den Oberkörper nicht seitlich ab; spüren Sie ganz bewußt der Muskelspannung nach.

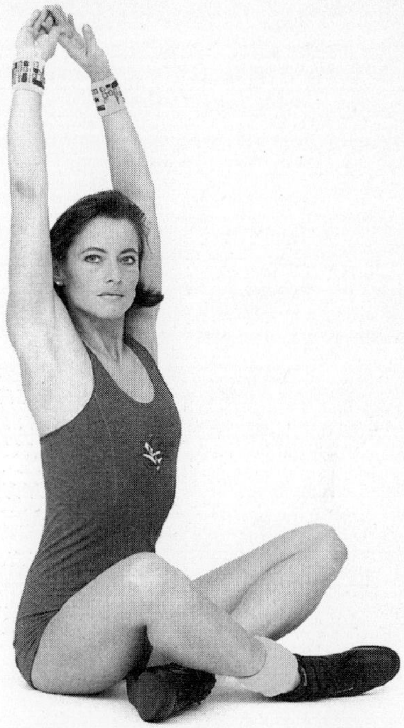

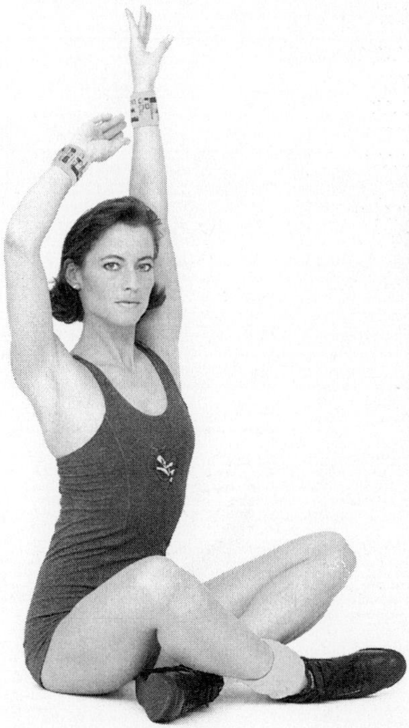

Variation
Für einige Sekunden in der Endstellung bleiben.

	Stufe 1	Stufe 2
Wdh.	8–10	8–10
Pause	–	15 sec
Wdh.	–	8–10

Cool-down

Um sich nach dem sicher recht anstrengenden Training wieder geistig und körperlich zu regenerieren, sollten Sie die Cool-down-Übungen immer durchführen. Sie dienen zur Erholung und zum Ausschwemmen von Stoffwechselprodukten und dürfen auf keinen Fall mit einer so hohen Intensität durchgeführt werden, daß Sie sich anschließend erschöpft und müde fühlen. Erholen Sie sich während der Übungen! Hören Sie, besonders während der entspannenden Dehnübungen, in Ihren Körper hinein. Beenden Sie das *Bodytrainer*-Programm so, daß Sie schon Lust auf das nächste Mal verspüren.

Ziehen Sie die Beine maximal zum Körper.
Umfassen Sie die Schienbeine und ziehen Sie den Kopf zu den Knien.
Verbleiben Sie für einige Zeit in Stellung; spüren Sie ganz bewußt die entspannende Wirkung der Übung.

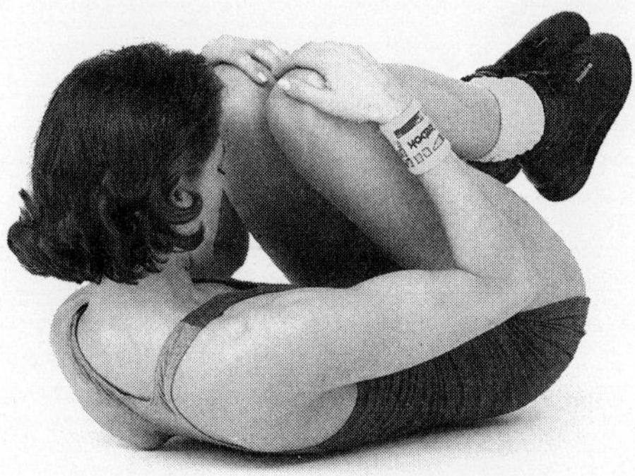

Übungsdauer	Pausen
3mal 30 sec	20 sec

Heben Sie das Gesäß und rutschen mit Ihrem Oberkörper nach vorne. Spüren Sie ganz bewußt der Dehnung im Brust-, Arm- und Schulterbereich nach.

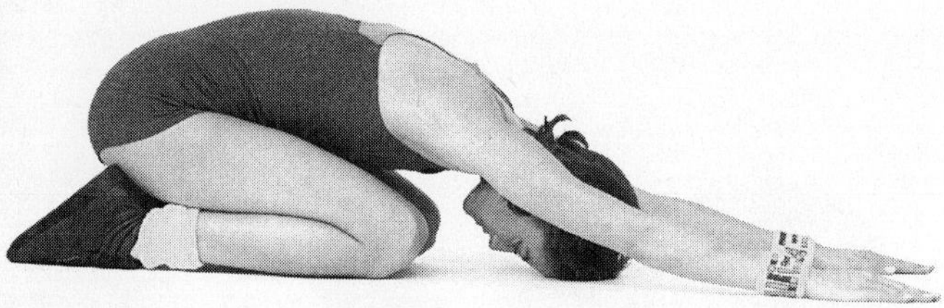

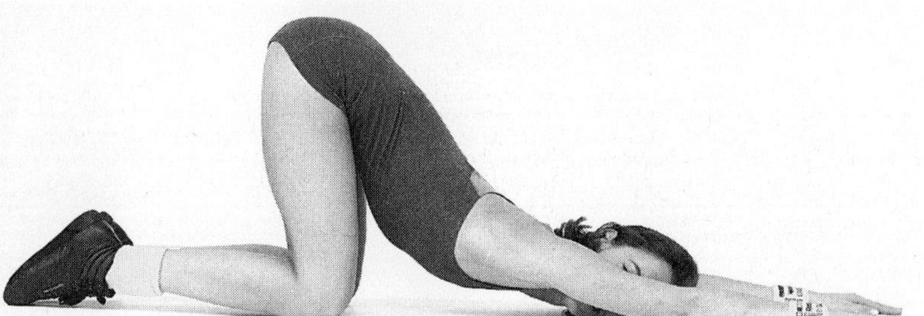

Übungsdauer	**Pausen**
3mal 30 sec	20 sec

Senken Sie die Knie abwechselnd nach links und rechts. Behalten Sie während der gesamten Übung mit den Schultern Kontakt zum Boden.

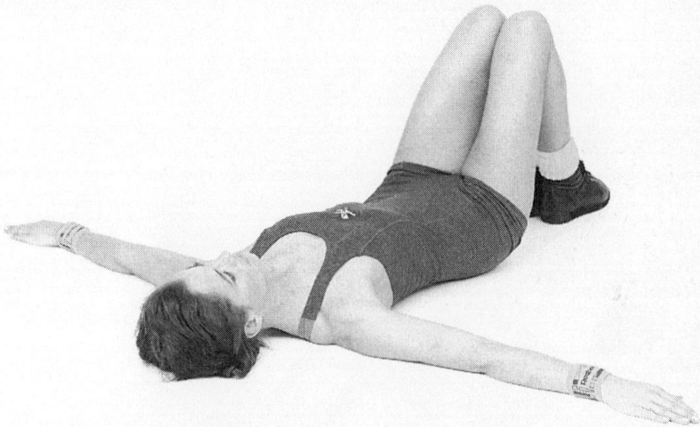

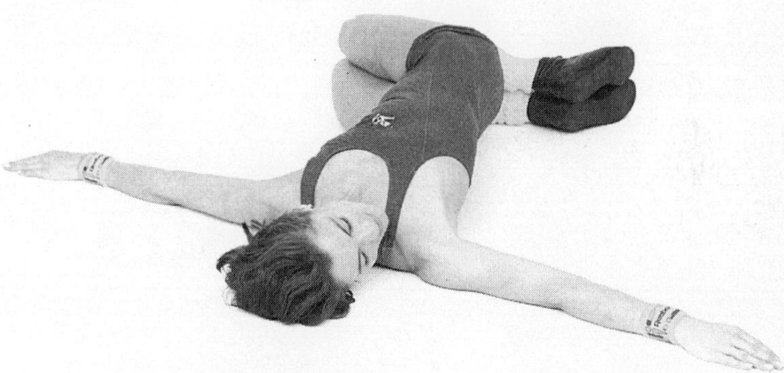

Übungsdauer	Pausen
3mal 30 sec	20 sec

Legen Sie sich mit nach oben gestreckten Armen völlig entspannt auf den Rücken.

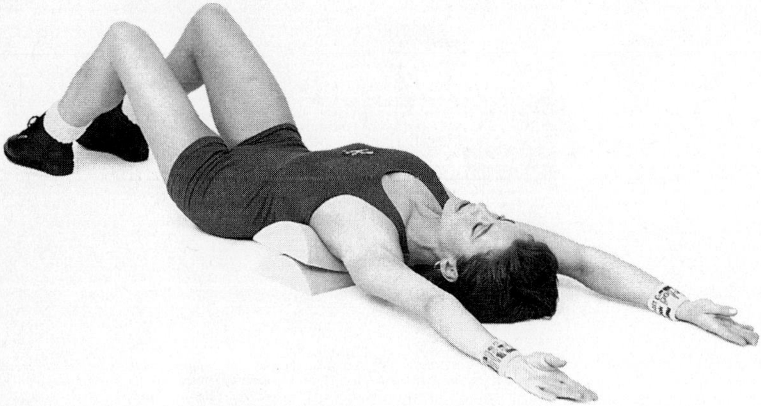

Übungsdauer	Pausen
3mal 30 sec	20 sec

Neigen Sie sich langsam nach links und rechts, bis Sie eine deutliche seitliche Dehnung spüren.

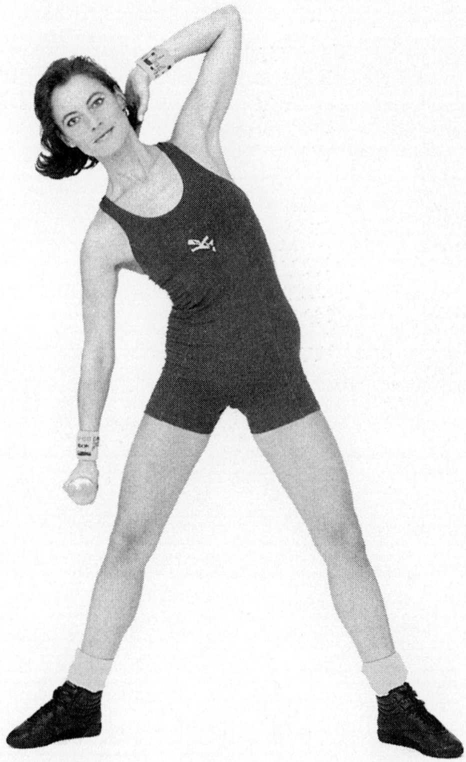

Übungsdauer	Pausen
3mal 30 sec	20 sec

Übungsprogramme

Programme für Stufe 1

Das 10-Minuten-Programm für Anfänger

Warm-up	Der Bodytrainer	Cool-down
1	1	1
3	5	2
9	8	3
	15	
	26	
	32	
	38	
	43	

Das 20-Minuten-Programm für Anfänger

Warm-up	Der Bodytrainer		Cool-down
1	1	25	1
3	5	26	2
8	8	31	3
9	9	32	
	10	38	
	15	39	
	20	43	
	23		

Programme für Stufe 2

Das 20-Minuten-Programm für Fortgeschrittene

Warm-up	Der Bodytrainer		Cool-down
1	2	25	1
3	3	27	2
7	4	29	3
8	6	31	4
9	11	33	
	14	41	
	19	42	
	22		

Das 30-Minuten-Programm für Fortgeschrittene

Warm-up	Der Bodytrainer			Cool-down
1	2	14	31	1
3	3	17	33	2
4	4	19	41	3
5	6	22	42	4
6	7	25		
7	11	27		
8	13	29		
9				

Programme für Stufe 2

Das 45-Minuten-Programm für Fortgeschrittene

Warm-up	Der Bodytrainer				Cool-down
1	2	13	27	40	1
2	3	14	29	41	2
3	4	16	30	42	3
4	5	17	31		4
5	6	18	34		5
6	7	21	36		
7	8	24	37		
8	11	25	39		
9	12	26			

Die Autorin

Sabine Letuwnik, Jahrgang 1963, ist staatlich geprüfte Gymnastiklehrerin. Sie sammelte als Fitnesstrainerin zwei Jahre lang Erfahrungen im Ausland. Danach leitete sie ein Fitness-Studio, bevor sie sich mit einem speziellen Frauenstudio selbständig machte. Sabine Letuwnik ist Mutter zweier Kinder.

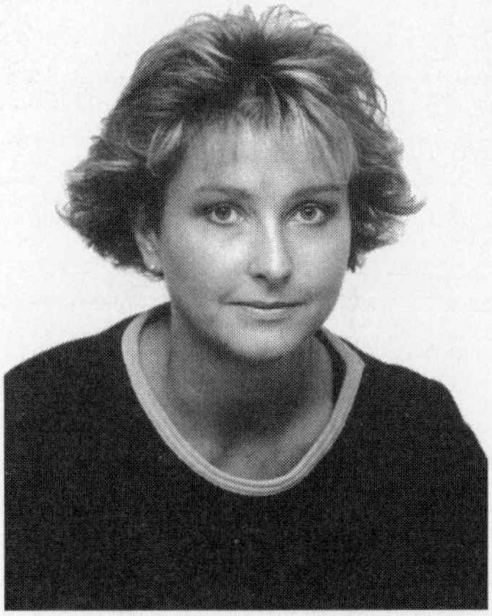

Die beiden anderen Bodytrainer-Programme in der Reihe rororo sport:

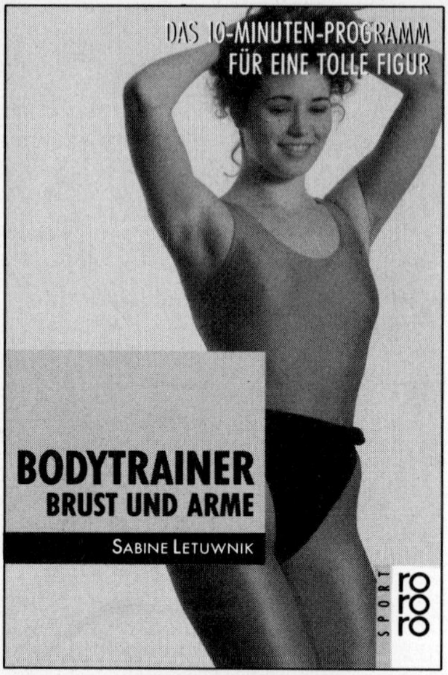

Band 9408

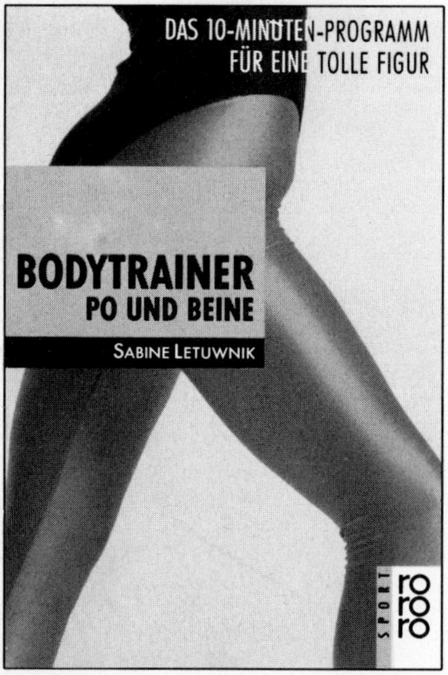

Band 9409